GUÉRISON

DE LA

TUBERCULOSE DE LA VIGNE

Pour servir à l'intelligence du

PHYLLOXERA DEVANT LA NATION

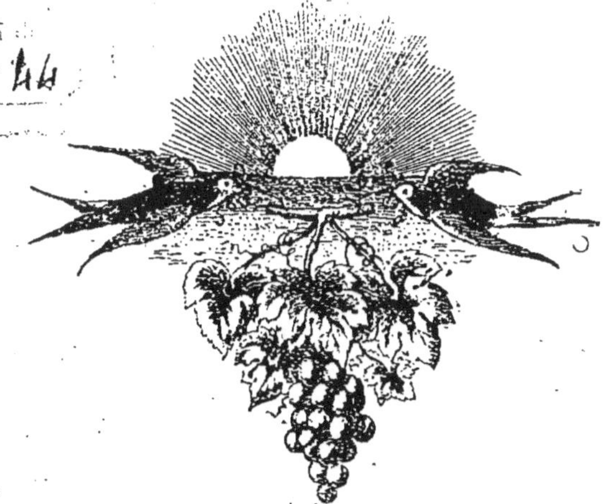

RECUEIL

des plus instructifs pour les Novateurs et spécialement pour les
Cultivateurs de toutes catégories

PAR

MALLET-CHEVALLIER (de la Meuse)

VITICULTEUR & PUBLICISTE

Candidat à la prime offerte par le Gouvernement pour la destruction
du Phylloxera
Inventeur du Naphtate perfectionné breveté S. G. D. G. et déposé

PRIX : 1 FRANC

ATLAS ENCYCLOPÉDIQUE de la VIGNE, du même auteur ⎰ PRIX
NOUVEAU TRAITÉ de VITICULTURE (Janvier 1893) . . ⎱ 1 f. 25

NOTA. — Le **Naphtate Perfectionné** (solide et liquide) est à la terre
et aux végétaux, ce que le phosphore est à l'allumette chimique, ce que
l'élixir de longue vie est à l'estomac d'un malade.

NIMES

Imprimerie B. GUILLOT, boulevard Amiral-Courbet, 10

1893

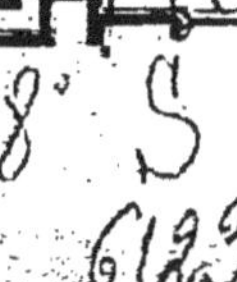

GUÉRISON
DE LA
TUBERCULOSE DE LA VIGNE

Pour servir à l'intelligence du
PHYLLOXERA DEVANT LA NATION

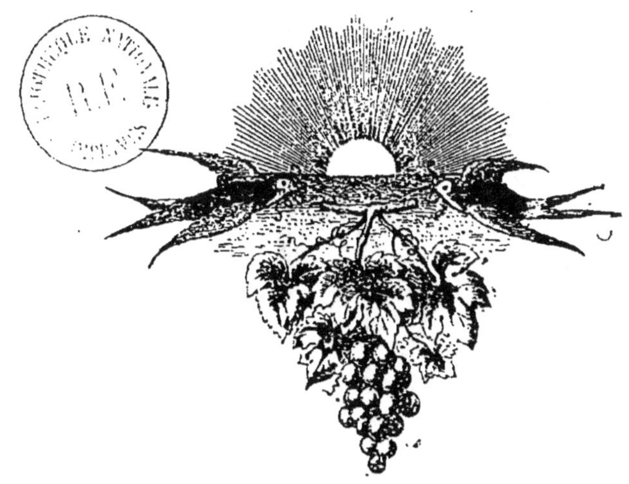

RECUEIL

des plus instructifs pour les Novateurs et spécialement pour les
Cultivateurs de toutes catégories

PAR

MALLET-CHEVALLIER (de la Meuse)

VITICULTEUR & PUBLICISTE

Candidat à la prime offerte par le Gouvernement pour la destruction
du Phylloxera
Inventeur du Naphtate perfectionné breveté S. G. D. G. et déposé

PRIX : 1 FRANC

ATLAS ENCYCLOPÉDIQUE de la VIGNE, du même auteur ⎱ PRIX
NOUVEAU TRAITÉ de VITICULTURE (Janvier 1893) . . ⎰ 1 f. 25

NOTA. — Le **Naphtate Perfectionné** (solide et liquide) est à la terre
et aux végétaux, ce que le phosphore est à l'allumette chimique, ce que
l'élixir de longue vie est à l'estomac d'un malade.

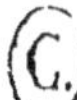

SUJET D'ÉTUDE

Type de Vigne du Bas-Languedoc au Mas de Las-Sorrès

MONTPELLIER, JUILLET 1873

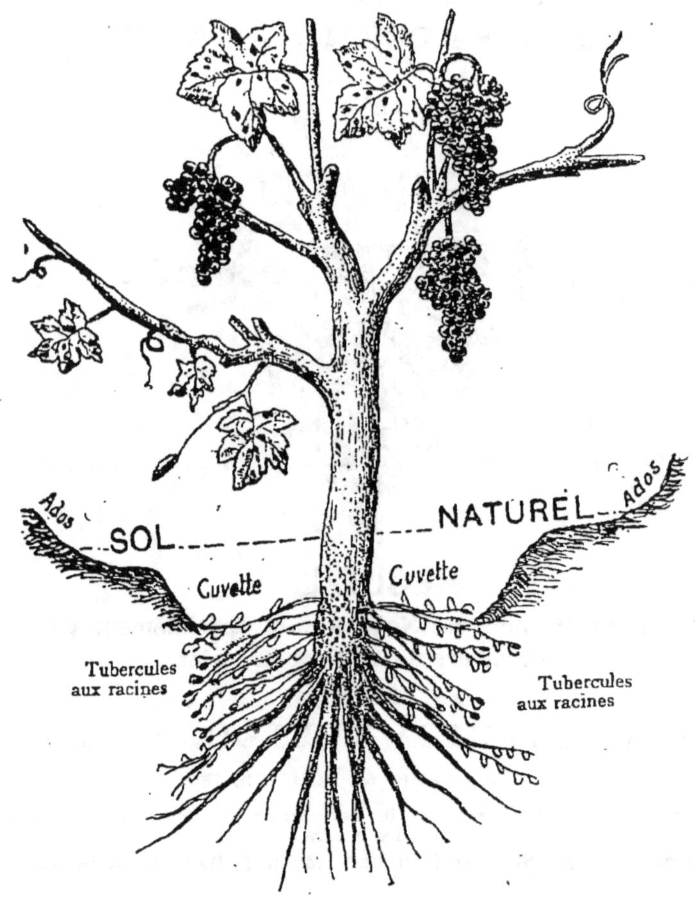

Voir ci-après, **Légende,** pour le traitement de la Tuberculose, autrement dit le Phylloxera.

Conséquences de la Tuberculose

Non-seulement le cep atteint de tubercules succombera, dans un temps donné, mais, dans l'intervalle, il restera assujetti à des affections cryptogamiques et parasitaires exigeant des traitements cupriques : Bouillie Bordelaise et autres similaires, de plus en plus renouvelables, et toujours, ne servant que de palliatifs. Alors que la désinfection du sol par le Naphtate perfectionné, certaines modifications à l'ancienne taille (taille routinière) le pincement et l'épamprage, évitent et déracinent le Virus, et sans retour possible. Ceux-ci, dédaignés, négligés ou méconnus, tous les autres moyens ou remèdes peuvent être considérés comme des cautères appliqués sur une jambe de bois, incapables de régénérer ou de sauver la vigne de l'état où elle se trouve maintenant.

MALLET CHEVALLIER.

LÉGENDE

Les pointillés, vus sur le tronc de l'arbuste, mis ainsi à découverts, indiquent une agglomération de pucerons par suite de la Tuberculose ou hypertrophie à l'extrémité du jeune chevelu ; là, pas d'erreur possible, c'est de la Tuberculose, dont il faut triompher pour anéantir les pucerons ; à savoir que le poux de la vigne, innocent des ravages dont on l'accuse, n'est que l'effet et non la cause de la maladie ; et qu'en réalité, les tubercules apparents ne sont que les symptômes souterrains de cette grave affection de la vigne, alors que l'anémie à l'extérieur signale l'altération, tout à coup survenue, c'est-à-dire, que les savants officiels ont toujours confondu l'effet pour la cause, car la moindre pression sur les tubercules ou nodosités, les écrase, d'où sort un liquide visqueux et putrescible dans lequel le microbe se trouve exister, dans les mêmes conditions que le fœtus du poulet dans la coquille de l'œuf ; et, soutenir le contraire serait faire injure à la science, faire acte de mauvaise foi, et nier, en un mot l'existence et les services que rendent les couveuses artificielles pour l'incubation des volailles.

SOUS FORME DE TALISMAN

Moyens de régénérer et de sauver la vigne française même en la rendant plus fertile

1° Interdire rigoureusement, pendant deux ans, au moins, l'usage du sécateur et des ciseaux, pour la taille de la vigne, et faire constater les infractions par des procès-verbaux, passibles d'amendes, etc. En principe, ce serait une *ancre de salut* (1) car cet outil, bien que réellement précieux, est devenu malsain pour la vigne, manié par des praticiens incapables, plus dangereux qu'un burin entre les mains d'un aveugle, *ciseleur* ou *sculpteur* : qu'un rasoir confié à un enfant. L'interdire, je le répète, jusqu'au jour où les ouvriers vignerons alors, sachent s'en servir convenablement. Aussi bien, avais-je mes raisons pour oser dire, en pleine Côte-d'Or, à Chambolle-Musigny, entre parenthèse, où le propos a été relevé : « Qu'il y avait » plus d'Evêques en France que de viticulteurs, dans l'acception stricte du » mot ; puisque cette taille irrationnelle que les vignerons pratiquent, tout » en l'appelant correcte, engendre l'*Anémie*, la *Cholorose* et par suite la » *Tuberculose*, autrement dit le *phylloxera*, dont ils n'ont pu triompher, ce » qui prouve encore davantage que le poux de la vigne, n'est qu'accessoire » à la maladie ».

2° Employer la serpette, dite vigneronne, en modifiant la taille, suivant les instructions détaillées dans ma Brochure, *Atlas Encyclopédique de la vigne, page 6. — Fig- A-B, avec légendes.*

Enfin, que les Professeurs Départementaux d'agriculture, les Instituteurs et les Institutrices surtout, dans leurs leçons et leurs conférences expliquent les avantages d'une taille plus rationnelle, plus avantageuse et plus facile, sous tous les rapports, et simplifiée par l'épamprage ; là encore se trouve un autre nœud gordien à trancher, jusqu'à ce qu'on puisse autoriser, à nouveau, l'emploi du sécateur, sans récidive de tailles funestes et meurtrières, insensées, dirai-je, quant à la formation de l'arbuste, soit en gobelet, soit en espalier soit autrement, puisqu'il importe, très-sérieusement, de prévenir l'altération et la fermentation dans les deux sèves, en un mot,

---

(1) Un autre moyen, peut-être plus efficace et plus prompt, serait de faire, du *Phylloxera devant la Nation*, un vaudeville, dont je peux fournir les éléments pour être joué sur les théâtres, (avis aux amateurs capables de me seconder). J'estime que cette pièce de comédie est appelée à un grand succès.

obvier à toutes solutions de continuité dans l'écorce, comme Mère-Nature y prévoit pour la chute des feuilles et, tout à fait à l'inverse des amputations dont la taille routinière et barbare laisse, de nos jours, apercevoir les traces sur la tige, malgré mes avertissements réitérés, depuis plus de vingt ans.

3° Recommander le pincement et l'Epamprage, à l'état herbacé (voir pages 20 et 21, (même brochure) y convier le beau sexe, en l'encourageant par des primes et des distinctions honorifiques, inconnues à son endroit pour des travaux champêtres.

4° Désinfecter la couche arable, au moyen du *Naphtate perfectionné* (solide et liquide) merveilleux fertilisant, à base d'acide carbonique, le gaz le plus impropre à la respiration des animaux et, par contre, le plus indispensable à la constitution et à la fructification des végétaux, lequel étant assorti au goudron, rendu assimilable, joue le rôle d'un bon bouillon à l'estomac d'un malade.

5° Installer plusieurs grandes usines à fabriquer le *Naphtate perfectionné* dans différentes régions d'abord, afin d'éviter les frais de transports, etc., très onéreux pour la petite et la moyenne propriété.

Certifié sincère et véritable par le soussigné,

Saint-Césaire-les-Nimes, Janvier 1893.

MALLET-CHEVALLIER.

DES CONFUSIONS DANS LE MONDE SAVANT

En m'autorisant d'un nom générique (les ferments organiques) applicable aux deux règnes, animal et végétal, et aussi de ce que chaque être animé porte en lui, un germe de régénération et de destruction, je crois avoir fait faire un grand pas, en avant, pour arriver à une prompte solution du problème, touchant l'extinction du phylloxera et de ses causes.

En effet, j'ai cherché, fouillé et trouvé la cause qui produit le microbe, ce parasite de la vigne, sachant que la sève joue le plus grand rôle dans la vie des plantes et, de même, que le sang pur chez le monde animal y maintient l'existence.

Mais les savants, et les publicistes, entre eux, pour désigner le même cas, parler du même sujet, emploient à tour de rôle, et pour se distinguer, des expressions différentes, il en résulte une certaine confusion qui jette le trouble dans l'esprit des observateurs, de façon et à tel point, qu'on ne sait plus, qu'on finit par ne plus savoir, quel est le plus propre, le plus élémentaire, le plus classique des termes employés par eux dans cette multiplicité d'expressions, *une vraie tour de Babel*, comme on le verra par la nomenclature ci-après; et c'est en présence d'une cause aussi grave que celle de l'existence de la vigne, en présence des nouvelles dispositions prises en faveur des écoles professionnelles qu'il m'a paru utile de noter les différentes dénominations employées par ceux-là mêmes qui font autorité dans la science, en usant de cette impartialité qui porte à rendre à autrui ce qui lui appartient.

Dans la question du phylloxera, ils se sont bornés, en général, à constater son existence, à en donner la biologie, comme celle de tout ce qui se voit et se distingue dans la nature, tantôt parlant d'une substance que l'on nomme molécule avec Buffon ; Monade, en remontant à Leibnitz ; Animalcules minuscules, corpuscules microscopiques avec Raspail; Microbes avec Pasteur; Monères avec Flammarion, etc.

Ne sait-on pas qu'un individu qui a le sang vicié ou qui le répand par une lésion quelconque, perd de sa chaleur naturelle? pour un végétal il ne peut en être autrement, puisqu'il aspire et transpire comme l'animal, avec cette différence, qu'au contraire, il absorbe le carbone de l'atmosphère, et, que la volonté de se déplacer lui manque pour se faire soigner.

NOMENCLATURE
Dans le Règne Animal

1. Ferments organiques (nom générique), (divers).
2. Molécules organiques, particules (Buffon).
3. Animalcules vivants et microscopiques (Raspail).
4. Corpuscules atmosphériques (Raspail).
5. Minuscules (Raspail).
6. Infiniment petits (Raspail).
7. Choléra (Raspail).
8. Microbes, règne microbien, microzoaires (Pasteur).
9. Microcossus, se trouve à la limite du plus fort grossissement, mesure un millième de millimètre (Pasteur).
10 Symptômes morbides (Pasteur).
11 Maladies transmissibles id.
12 Anémie, phtisie, poitrinaire (Dr Verneuil).
13 Protoplasma, substance gélatineuse (Flammarion).
14 Monères (Flammarion).
15 Microbes primordiaux (Flammarion).
16 Affectations cryptogamiques, zimotèques, infectieuses, etc. (Alphand).
17 Ptomaïnes, leucomaïnes, alcoolides vénéneux (De Parville).
18 Générations spontanées (Darwin)

Règne Végétal et Animal

19 Atomes vivants, grains ou graines que renferme la terre.
20 Bactéries (point de départ).
21 Bacillaires, genre d'animalcules semblables à de petits cristaux
22 Champignons microscopiques.
23 Cryptogames.
24 Efflorescences.
25 Spores, Zoospores, Conïdies.
26 Mycelium.
27 Pourridié des racines.
28 Nématodes (Aimé Girard).
29 Charbon.
30 Epizootie.
31 Ladrerie du porc.
32 Peste bovine.
33 Typhus.
34 Volvoce, de forme ronde, se forme dans les eaux croupies.
35 Characine, couche grasse, à la surface des eaux contenant des éléments putrides.
36 Sporules cryptogamiques, spéciales à la vigne.
37 Iréneum, Irénose, spéciales à la vigne.
38 Oïdium.
39 Anthracnose et anthracnose ponctué.
40 Peronospora viticola.
41 Mildew ou mildiou.
42 Black-Rot, Rot blanc, Brouwn-Rot.
43 Phylloxera.

Et par ordre Alphabétique

44 Anguillules, anguillules microscopiques.
45 Cellules organisées.
46 Bacilles.
47 Exhalaisons pernicieuses
48 Foyer d'infection.
49 Germes flottants.
50 Infusoirs, œufs d'infusoirs, squelettes d'infusoirs, animales ou végétales.
51 Infusoirs (infusions) animalcules microscopiques, invisibles à l'œil nu.
52 Moffettes.
53 Miasmes putrides.
54 Organismes vivants.
55 Poussières séminales, poussières vivantes.
56 Produits organiques.
57 Parasitisme virulent.
58 Pestilences épidémiques.
59 Substances organiques, spermatozoaire, prophylaxie.
60 Vibrions parasites.

Au total, 6o dénominations, ayant beaucoup d'analogie pour indiquer les maladies transmissibles, résultant de ferments organiques, de foyers d'infection, dérivant toujours du sang ou de la sève, le nœud vital dans chaque règne ; c'est sans doute, ce qui a fait dire à Chevreuil, le doyen des Académiciens, en tenant un livre ouvert, peu avant sa mort, arrivée à 102 ans (Légende d'Avril 1877) :

« Je vois à cette page le nom de M. Pasteur. C'est au-dessous du sien » que je mettrai mon nom. M. Pasteur est l'un des plus grand génies de » notre époque, parce que nos savants étant partis, jusqu'alors, des phéno- » mènes connus pour arriver à l'inconnu, il a, lui, procédé inversement. Je » dois vous avouer que l'école scientifique à laquelle j'ai appartenu m'avait » fait considérer cette nouveauté comme un non-sens. »

Ici, prend place l'opinion de Pasteur, en 1882, sur les maladies transmissibles, et confirmées par lui, en 1884 :

« C'est que, dit-il, depuis la dernière épidémie de choléra, la science a » fait de grands progrès sur les maladies transmissibles. Toutes celles de » ces maladies qui ont été l'objet d'une étude approfondie, se sont offertes » aux biologistes, comme étant le produit d'un être microscopique se » développant dans le corps de l'homme ou des animaux et y déterminant » des ravages, le plus souvent mortels.

» On était loin de la précision de ces idées, il y a quelque temps encore, » Ce qu'il faut actuellement pour répondre aux préoccupations de la » science, c'est s'enquérir de la cause première du fléau. Or, l'état présent » de nos connaissances commande de porter l'attention sur l'existence pos- » sible, dans le sang ou dans tel organe d'un infiniment petit, dont la nature » et les propriétés rendraient compte, vraisemblablement, de toutes les » particularités du choléra, aussi bien des symptômes morbides qu'il » détermine que du caractère de sa propagation. »

En comparant les deux règnes, animal et végétal, on peut, sans témérité, tenir pour le phylloxera (la tuberculose de la vigne), le même langage que M. Pasteur, à l'égard du choléra, attendu que la sève du végétal, joue absolument le même rôle que le sang, à l'égard des infiniments petits, les microbes, du règne animal.

Raspail a indiqué, ce qui est confirmé, du reste, par les travaux de Pasteur, qu'un grand nombre de maladies sont dues à la présence d'animaux ou de végétaux qui envahissent nos organes, nos tissus, quand le terrain leur convient, et prospèrent à l'aise par milliers d'individus dans l'océan d'une goutte de pus (matières corrompues) provenant de la décomposition du sang ou de la sève, dans les parties où il est placé, etc.

Il y a plus d'un siècle, Buffon a prétendu qu'il existe dans la nature une matière toujours vivante, toujours active, destinée à la nutrition et au développement de tous les animaux et de toutes les plantes, et que cette matière se divise *en particules* extrêmement subtiles, incorruptible et indes- tructible, capable de s'organiser et de se former en corps, animaux et végétaux, et il a donné à ces particules le nom de *molécules organiques*.

D'après Leibnitz, *la monade*, de forme ovale, globuleux ou lenticulaire, vit dans les infusions animales ou végétales, sans aucune trace d'organisation. Ici la science humaine s'arrête faute d'instrument, mais depuis, dirons-nous, les nouvelles découvertes permettent d'enrayer les germes de destruction, *les ferments organiques,* tout au moins, dans la maladie de la vigne carac- térisée par le phylloxera, autrement dit la tuberculose, et alors en tenant compte du programme qui précède, la solution du problème *phylloxera* ne peut être mise en doute. Comme on le voit, quelques vrais savants ont révélé l'existence de ferments organiques, mais là, encore, n'est pas le der- nier mot, il faut rechercher la cause qui produit ces ferments organiques. Est-ce le froid ? Est-ce la chaleur qui provoquent la naissance de ce mi- crobe ? Non, sans aucun doute ; et d'ailleurs, pourrait-on soutenir que le sang est encore vivace, dans l'acception du mot, alors qu'il est sorti de ses vaisseaux et qu'il se trouve en contact avec l'air ; car vite, on s'aperçoit qu'il se décompose. Et la sève de la vigne n'est-elle pas dans les mêmes conditions ?

On doit reconnaître qu'il existe deux sortes de microbes, l'un pour perpétuer l'existence, qu'entretient, intérieurement la vie, par une chaleur constante, équilibrée ; l'autre, pour la détruire sous l'action de l'air, agissant extérieurement. Donc, toute notion, qui porte à conserver l'équilibre dans le sang ou dans la sève, est des plus précieuses à connaître, à mettre en pratique, et à vulgariser, par exemple, la loi d'endosmose, et d'exosmose sur laquelle je m'appuie dans la question du phylloxera et de ses causes, avec laquelle on peut fouiller, dans la nature, aussi loin que possible, loi qui se résume ainsi, et, qu'il est bon de noter :

On appelle *Endosmose* et *Exosmose*, des courants de direction contraire qui s'établissent entre deux liquides de densité différente lorsqu'ils sont séparés par un cloison, mince et très poreuse, organique ou inorganique. Dans le bois de la vigne, cette cloison mince est le *liber*, venant de *Libertas*, Liberté, donne le vin.

L'Endosmose est particulièrement le courant qui va du dehors au dedans, il faut, pour que les phénomènes d'endosmose se produisent, trois conditions.

1° Que les liquides soient hétérogènes et susceptibles de se mélanger, comme l'eau et l'alcool, par exemple, tandis qu'avec l'eau et l'huile, l'endosmose n'a pas lieu, (c'est ainsi que dans les végétaux, exempts d'affections, cette loi d'endosmosse existe naturellement, et que dans la vigne malade, elle ne fonctionne plus (voir *Atlas vigne*, page 34, cep de vigne de grandeur naturelle.

2° Que les deux liquides soient de densité différente ;

3° Que la cloison qui sépare les liquides soit permeable à l'un d'eux, etc.

Pour guérir la vigne, il s'agit de rétablir et d'entretenir cette loi d'endosmose et d'exosmose, conservant l'équilibre dans le végétal, et, dont l'aspect ne laisse aucun doute sur le foyer du mal, foyer d'infection, qu'il ne faut pas confondre avec la tâche d'huile, devenue légendaire, fort mal à propos.

S'il était nécessaire de prouver que la loi d'endosmose existe pour la vigne, à l'endroit du *mesophyte*, séparant l'arbre souterrain, de la tige (l'arbre aérien) rien n'est plus facile, puisque la sève ascendante, représente l'eau qui n'est autre qu'une dissolution d'acide carbonique, et que la sève descendante, plus dense, représente la sève fructifère, en un mot l'acool.

Le mésophte naturel (collet ou pivot) à travers lequel se fait l'échange, sert d'alambic, comme chaque nœud, dans le sarment de l'année révèle un mésophyte artificiel ; et, où se complètent. l'une par l'autre, les deux sèves pour arriver à la formation des feuilles, des fruits et de la lignine ou bois.

Enfin, pour résumer ce phénomène de la nature, la sève ascendante et la sève descendante sont bien deux courants de direction, allant en sens contraire, et tout à fait hétérogènes. Où trouverait-on une définition plus claire et plus frappante de cette loi d'endosmose et d'exosmose plus à la portée de l'intelligence, sans avoir recours au moindre appareil.

De ce qui précède, on peut juger quelle différence de raisonnement avec celui d'un abbé Prax, de Narbonne, expert chimiste de la Commission d'étude et de vigilance de l'Aude, un concurrent, entre parenthèse, pour la destruction du phylloxera, et, chargé de se mettre en relations avec moi, à la suite d'une réunion à l'hôtel de ville en 1876. Ce même chimiste qui a produit l'article suivant, dans le journal l'*Union de l'Aude*, n° du 3 juillet 1879. « Il n'y a plus d'illusion à se faire, le phylloxera s'étend, peu à » peu, dans notre arrondissement. Hélas ! le mal est bien un fléau public, » nous ne l'avons que trop mérité ! ! ! Le travail scandaleux du dimanche » suffit, de reste, aux yeux de la foi pour l'expliquer,.... etc. »

Enfin, entr'autres, voilà un ecclésiastique-chimiste, (qu'on me passe l'expression), passant pour un savant érudit, et qui tient un singulier langage, en attribuant les ravages du philoxera, au travail du dimanche ; et vraiment, je me suis demandé quel service cet abbé peut rendre au sein d'une commission, dite d'étude et de vigilance, en alléguant un pareil principe, sur un sujet aussi grave ; et, n'a-t-on pas le droit de dire, si les autres membres délégués sont d'accord avec lui, que c'est bien là se moquer de la crédulité humaine. Cela ne prouve-t-il pas, qu'on s'est plu en haut lieu, à garder la lumière sous le boisseau, à l'encontre des novateurs et d'une façon toute particulière, en entretenant le fanatisme dans l'esprit des travailleurs.

En outre, je dois faire remarquer, qu'à la réunion du comice agricole de Béziers, le 6 août 1882, avant ma conférence annoncée, le président, M. B...-G... a prononcé textuellement cette allocution. Voir Bulletin trimestriel pages 102 et 103, dans lequel on lit :

Sur la proposition de M. le Président, le comice décide qu'il ne sera donné suite à aucune proposition d'expériences contre le phylloxera, si l'inventeur ou le propagateur du procédé ne fait pas connaître la composition de la matière insecticide.

Nota. — A la suite de cette courte allocution, voyez et jugez, vous autres novateurs, ce que l'on peut attendre de tous ces vigilants de l'époque, protecteurs du phylloxera, dans toute l'acception du mot, vrais types de toutes les commission phylloxériques (mais non anti-phylloxériques comme on a pu le croire) et qui, pour le plus grand nombre, ont fait un abus complet de leur situation. Le phylloxera, toujours plein de rage pour la vigne, dit-on, qui a jeté la consternation et la terreur dans l'esprit des vignerons, n'est nullement la seule cause de la maladie qui porte son nom, comme d'aucuns le prétendent encore, tout au plus achève-t-il l'œuvre de destruction, car sa constitution, à vrai dire, le rend inoffensif ; mais ce n'est pas une raison, je le dis tout d'abord, pour qu'il soit une quantité négligeable, car, de même que les ascarides et les lombries de terre, la grande agglomérations d'insectes et de parasites absorbe l'acide phosphorique du sol, au préjudice du précieux végétal, il faut donc l'en débarrasser. Le puceron tant redouté nait de la fermentation de la sève, dont il fait sa nourriture, on doit le suivre dans ses métamorphoses depuis son éclosion jusqu'à sa disparition pour s'en convaincre, et je ne puis trop le répéter, la véritable cause de cette redoutable maladie caractérisée par le phylloxera résulte de ferments organiques (que l'on n'a pas enrayés à propos, microbes provenant de refoulements et d'extravasions de sève par suite du manque d'équilibre entre le système radiculaire (1) et le système aérien.

En effet, partout on constate, sur la charpente de l'arbuste des plaies non cicatrisées, ayant dégénéré en caries ou chancres, rompant et obstruant la circulation de la sève, montante ou descendante dans les couches corticales, par analogie aux inconvénients que rencontre la circulation du sang humain dans les vaisseaux veineux et artériels, tant le sécateur ou les ciseaux y ont laissé de traces profondes. Pas n'est besoin de microscope pour les distinguer l'une de l'autre, et se reproduisant annuellement.

L'écorce, et mieux encore les couches corticales, conservées sans solution de continuité sont la sauvegarde du végétal, témoin la reprise des greffons même des écussons, dont la reprise est assujettie à l'écorce et sont autant de preuves que toute l'existence du végétal, y est subordonnée ; alors, puisqu'il en est ainsi reconnu, même dans la pratique, comment peut-on désorganiser cette écorce, si précieuse, sans qu'il en résulte, d'une

(1) Voir Atlas Encyclopédique page 34).

année à l'autre des accidents devant aboutir, tôt ou tard, à la mort de l'arbuste, tant robuste soit-il.

Cette thèse que je soutiens, depuis 1871, exigerait sans doute de plus amples détails, aussi, dois-je avouer que sans la pratique et l'observation attentive, sur place, au moins pendant une année, c'est-à-dire, avant et pendant la végétation, il n'est guère possible de se rendre compte des phénomènes et des accidents qui se succèdent, déterminant la chlorose, l'anémie, enfin la tuberculose; de là l'erreur de ceux qui font autorité dans le monde savant; ils ont confondu l'effet pour la cause; voilà aussi pourquoi l'ouvrier est si indifférent et rebelle à toute innovation, ne croit plus à rien de possible, parce qu'il sait positivement qu'on l'a trompé en haut lieu.

En résumé, il serait temps d'agir pour conjurer cette longue crise viticole, si préjudiciable, en se rendant à l'évidence des faits que je n'ai cessé de signaler, à l'encontre des tâtonnements devenus chaque jour plus incertains avec les cépages américains.

Les combinaisons de mon procédé pour conserver à la vigne sa vigueur primitive, me permettent de combattre la tuberculose et d'en triompher, car je le répète, pour faire disparaître le poux de la vigne, le plus grand cauchemard du vigneron, c'est de l'empêcher de naître, seul moyen efficace pour en débarrasser la vigne.

Et puisque le travail inconscient de l'ouvrier est à modifier, en attendant qu'on ait trouvé un second Moïse, qui, ayant été sauvé des eaux avait imaginé de conserver la vigne sans nuire au jus; et c'est ce qui nous était resté de mieux jusqu'à la sélection, que je désapprouve.

Tout me fait un devoir, à l'exemple de Raspail et de tant d'autres de mes contemporains, d'insister près des gouvernants, afin d'arriver par n'importe telle ou telle voie, à d'abondantes récoltes, de façon à ce que la France ne soit pas plus longtemps tributaire des autres nations, ce qui est déplorable.

CONSIDÉRATIONS

Puisque depuis plus de vingt ans, malgré les règlements administratifs, malgré tous les palliatifs indiqués et appliqués obstinément et successivement, le phylloxera, ainsique les autres cryptogamiques et parasitaires n'ont cessé d'envahir les pays viticoles, et puisque l'on continue à mettre la pièce à côté du trou, m'est avis, en remontant à la source, qu'un seul Directeur au ministère de l'agriculture (je ne mets pas en cause la personne de Monsieur le ministre) ne peut suffire aux choses si complexes de l'agriculture et de la viticulture, cela lui est aussi impossible que de vouloir qu'un homme fasse à la fois l'état de cordonnier et celui de tailleur, deux choses absolument dissemblables.

On a commencé par détacher l'agriculture du commerce, ce qui était urgent. Pour la même raison, il importe de détacher le service de la viticulture, de l'agriculture, sans quoi on pataugera éternellement. Après une assez longue expérience de sélections des cépages américains et des déceptions qui en résultent, il faut en revenir à la plantation des cépages français, directement, sans hybridation, si on tient à récolter du vin potable au lieu de tord-boyaux ; et la régénération des cépages indigènes est d'autant plus facile, même moins coûteuse, qu'on peut employer un désinfectant, fertilisant à la fois, le naphtate perfectionné qui a fait ses preuves et d'une méthode de culture qui garantit l'efficacité du procédé.

Il s'agit de lever l'interdit qui existe pour le transport des cépages français d'un pays à l'autre, en les exemptant des formalités onéreuses et vexatoires dont les propriétaires sont accablés, de supprimer les commissions d'étude et de vigilance qui n'ont abouti, en somme, qu'à décourager les travailleurs et à entraver l'initiative privée, ce qui est incontestable.

On se plaint de la dépopulation et de l'émigration des travailleurs de la campagne vers les villes. Peut-il en être autrement lorsque le pain et le vin sont chers et rares, mais encore de qualité médiocre, provenant des mauvais engrais que l'on emploie, sans parler des falsifications.

Il n'y a à cela qu'un remède, c'est la création d'un Crédit agricole mobilier, des banques populaires, sous la garantie et le contrôle de l'Etat, dont je parle depuis longtemps ; mais on s'est bien gardé d'en rien faire. Ces questions sociales, on se borne à les ajourner indéfiniment de même que les novateurs sont mis à l'index par les capitalistes et les grands propriétaires, parce qu'ils trouvent toujours assez pour eux, ne s'inquiétant pas de la masse à laquelle les découvertes utiles pourraient profiter, ce qui m'avait porté en 1884, à réclamer de la grande commission des 44, une caisse de prévoyance pour les inventeurs, mais, va-t'en voir s'ils viennent Jean, va-t'en voir s'ils viennent et maintenant il faut compter avec les grèves qui menacent de passer à l'état chronique ce qui aurait pu s'éviter en aidant les paysans à se relever, car de leurs travaux découlent la richesse et la prospérité de toutes les industries.

Extrait de l'*Avenir Agricole* du 11 mars 1883

Extrait de la *Revue Rétrospective* du 6 mai 1883

VITICULTURE ET PHYLLOXERA

Question de physiologie végétale s'y rattachant

1° La Taille de la Vigne (1)

On sait que la durée de la sève termine sa période à l'Equinoxe de printemps (21 mars — 1er Germinal) (2), et qu'aussitôt que la température marque six degrés, la végétation se ranime. Ainsi l'équinoxe serait le moment le plus favorable, le point de mire, en quelque sorte pour tailler la vigne, sans inconvénients, n'importe, sans doute, quinze jours avant ou quelques jours après, bien entendu ; mais on doit toujours prendre pour guide et dernier terme la *pleine lune de mars*, période de la sève moite ; arrivé là, il n'y a plus de temps à perdre, la taille définitive doit être achevée, si on tient à prévenir les accidents, toujours si nombreux pour la vigne.

Pour bien réussir la taille définitive, soit dit en passant, elle devrait être commencée et terminée, dans un délai de 25 à 30 jours, au plus, pour les grands vignobles ; et cela pourrait s'obtenir facilement, alors qu'une taille préparatoire viendrait abréger ce travail de longue haleine. La taille préparatoire pourrait se faire à partir de la chûte des feuilles, c'est-à-dire pendant tout le temps de la sève sèche, ce qui rendrait facile les labours d'automne et d'hiver que l'on néglige ; pourvu qu'on ait la précaution de recouvrir les coupes fraîches, d'un enduit de goudron renforcé de résine, l'appliquant avec un pinceau, pour protéger les tissus organiques contre les effets de la gelée et de l'insolation, deux causes de désorganisation des tissus cellulaires, à cet endroit des tailles laissées au contact de l'air.

---

(1) Je renvoie le lecteur à mon *Atlas-Vigne* renfermant vingt tableaux, sujets d'études.

(2) Dans l'intérêt de la viticulture qui laisse beaucoup à désirer, il y aurait bien quelque raison pour familiariser les travailleurs du sol avec la concordance des calendriers Grégorien et Républicain.

La gelée dont on ne s'occupe pas assez sérieusement, accumule dans les mailles du tissu organisé, l'air atmosphérique, cet agent immédiat de toute fermentation, et plus un tissu en est imprégné, plus il est rapidement fermentiscible et putriscible (Raspail). C'est bien là ce qui résulte des tailles soi-disant correctes, faites sans onglets, réservés sur le bois de deux ans (dit l'ancien bois). Aussi remarque-t-on sur le précieux arbuste, des plaies béantes, des caries profondes, très rapprochées, parce que les coupes ne se recouvrent pas d'une couche de cambium (d'écorce) comme cela a lieu pour les branches des arbres à fruit que l'on a jugé à propos d'élaguer ou de supprimer. La vigne fait ici exception à la règle, quoiqu'il y ait lieu de croire qu'il existe suffisamment de cambium toute l'année, elle n'en fait pas assez pour être à l'abri d'affections morbifiques, et même, on constate généralement, que les plus gros sarments, taillés courts, sont les premiers frappés de mort ; c'est pourquoi une vigne jeune, à deux ans, à trois ans, et même à quatre ans, se trouve tout à coup arrêtée dans sa végétation ; puis, outre la gelée, il y a également à craindre les cas d'insolation, non moins funestes, et ce serait le cas de dire ici : *Savoir l'origine du mal c'est pouvoir le guérir* ; certainement, ce que je signale joue le premier rôle dans la conservation de la vigne, et les preuves en sont manifestes, comme on le verra plus loin.

La taille, telle qu'elle est pratiquée, de routine avec les ciseaux, souvent à forfait, est l'une des causes principales de la perte des vignes, parce qu'elle contribue à donner naissance au terrible parasite (le phylloxera vestatrix) et tout en admettant l'émigration de l'insecte, néanmoins, on doit tout essayer pour l'empêcher de naître. Ici se place un troisième règne, dont quelques contemporains revendiquent la découverte, toutefois relativement au phylloxera, j'ai bien écrit (et seul que je sache) le premier, dès 1871, et toujours soutenu depuis avec connaissance de cause, à l'encontre des plus hautes sommités phylloxéristes, que le puceron de la vigne n'est que la conséquence de sa maladie. Je rappelle ce fait pour me justifier aux yeux des travailleurs du sol qui ont bu leur mauvais lait, inconscients, c'est vrai, de ce qui se passe à l'extérieur, et qui me disent avec un certain défi : « Débarrassez-nous de l'insecte, nous nous chargeons du reste ». Et si tant est, qu'avec la même facilité que naissent les corpuscules dans une pâte fermentée, des monades dans l'eau ou des tiges de plantes ou de fleurs ont séjourné, des animalcules dans le vinaigre, les mites dans le fromage, les vers dans l'aubier, qui n'est autre que la sève descendante solidifiée par l'oxygène, il ressort clairement que le germe embryonnaire du parasite de la vigne, est toujours à l'état latent, dans la sève, et qu'il s'y développe dans un certain milieu au contact de l'air ; que le puceron est à la vigne, ce que la morve est au cheval, tout ce qu'il y a de plus contagieux, ce qu'on ne doit pas perdre de vue pour son traitement. Telles sont les lois immuables de la nature, que tout être porte en soi, un germe de régénération et de destruction (1). Et quel est donc le vigneron, osant se dire vigneron (car il ne faut pas le confondre avec un tailleur de vigne improvisé) et qui n'aurait pas remarqué à la vendange, au tirage de la cuvée, comme à la bonde des fûts, après l'entonnage du vin, lorsque la lie se dégage au dehors, une agglomération considérable de petits pucerons ailés, qui apparaissent aussitôt que le vin est entré en fermentation; ce phénomène dans la lie du vin, est le même que pour la sève devenue un excrément visqueux à la suite de son exsudation.

J'ai exposé et confirmé ce résultat de la sève décomposée (de même que le sang se décompose) à l'occasion d'un pêcher frappé d'insolation, dans ma

---

(1) Pour sujets d'étude, j'ai coupé des sarments, me paraissant bien sains, au bout de trois ans ils sont tombés en poussière, n'en a-t-on pas un exemple frappant dans l'aubier du chêne (la dosse) que les architectes refusent et exceptent impitoyablement des travaux d'art, parquets, etc., ce dont je suis témoin depuis plus de 40 ans. D'après mes observations, le bois de la vigne n'est pas aoûté assez tôt ; il reste par conséquent trop poreux sous l'action du froid et de la chaleur.

brochure, *Le Commencement et la Fin du Phylloxera*, publiée à Montpellier, pour l'ouverture du congrès interdépartemental, 1875, ce qui m'autorise à répéter qu'il y a lieu de s'étonner de l'obstination des commissions phylloxérique à vouloir tout concentrer et faire, en un mot, du loup la garde.

Je ne vois pas d'ennemis plus dangereux pour le rétablissement de la vigne que ceux qui ferment les yeux sur l'état d'alchimie où se trouve l'art viticole pour ne s'occuper que de la biologie de l'insecte, comme cause directe du mal, tandis que les causes sont ailleurs.

J'avais dû dire dans la brochure précitée : « La leçon aura été rude pour beaucoup, etc., il importe de changer de voies et de moyens pour triompher du phylloxera et de ses causes ».

J'avais des raisons, déjà, pour réclamer la réforme de ces commissions de vigilance, n'offrant par le fait aucune garantie d'appréciation ; les praticiens y étant religieusement exclus, et je gardais l'espoir que tôt ou tard, on en reviendrait à mes procédés de guérison où tout est mathématiquement combiné, et faute de quoi, toujours, on est allé et on continuera à aller à la dérive. C'est ainsi que depuis dix ans, mon rôle pour la vigne a beaucoup d'analogie avec celui de Parmentier, pour la pomme de terre, sauf que l'Etat ne m'est pas encore venu en aide pour aboutir à une ou plusieurs colonies viticoles, nécessaires pour le but à atteindre. et dont je dois accuser tout spécialement la Commission supérieure du phylloxera et ses correspondants qui en reçoivent le mot d'ordre.

J'estime que la création de quatre colonies viticolee que j'ai déjà indiquées en Champagne, en Bourgogne, dans le Bordelais, dans le Bas Languedoc, colonies où l'on adresserait les adultes si nombreux de l'assistance publioue, dits « Enfants abandonnés, » rendraient plus de services au pays que tous ses forts armés de canons Krupp ; ces doubles pépinières empêcheraient la France de manger son blé en herbe comme elle le fait, en entretenant deux armées, l'une pour les prisons, l'autre pour les casernes ; un simple coup d'œil sur cette situation démontre qu'il faudrait au moins que les trains de charrues puissent produire pour entretenir les trains d'artillerie jusqu'au désarmement, sinon une catastrophe est inévitable.

On ne peut guère compter sur les travailleurs des campagnes qui, bientôt, ne récolteront plus assez pour leur besoin personnel ; l'émigration des pays vignobles est la conséquence de la disette qui les accable, et laisse voir le vif de la plaie dans toute sa laideur.

A la marche du fléau, soit dit sans exagération, il ne sera plus possible de songer à sauver la vigne, si on ne se hâte de me venir en aide pour former des viticulteurs, là seulement est le salut, et l'on pourrait compter sur moi puisque personne ne se met en avant. Je n'aurai cessé de le répéter depuis dix ans. On a jugé à propos de faire des soldats, c'est très bien ; maintenant il faut des ouvriers pour la vigne et même les prendre d'urgence dans les deux sexes, chacun ayant sa place marquée.

A la sève moite, en Avril, succède la sève liquide qui devient grasse en Mai, chaude en Juin; cette transformation successive de la sève ascendante, est utile à connaître pour régler les travaux de culture et de menue façon. En Avril, dans certaines régions, on peut encore tailler la vigne et surtout, lorsque la pleine lune de mars est tardive, (elle varie, chacun le sait, du 22 mars au 25 avril) ; mais il est bon de le retenir au sujet de la taille.

En règle générale, il ne faudrait pas attendre que la sève moite fût devenue liquide, car on risquerait de saigner la vigne (terme de vigneron) par un écoulement de sève trop abondant, et même cet écoulement de sève peut occasionner des accidents de gelée, très préjudiciables à la récolte, parce que les yeux de la base des coursons étant mouillés, s'il arrive une transition brusque de température, le bourgeon à l'état rudimentaire ayant absorbé une quantité de liquide, et passant du froid à une chaleur instantanée, sans rayonnement préalable, cette transition subite fait roussir, et ce que l'on attribue à la gelée n'est autre chose que la brûlure bien caractérisée.

D'autres accidents de gelée sont encore dangereux, mais le plus souvent on pourrait conjurer le désastre sans sortir des limites d'un travail à la portée de tous, surtout, lorsqu'une base de résistance existe dans l'état plus ou moins robuste du végétal. Il est incontestable qu'une vigne bien portante offrira moins de prise à la gelée qu'une vigne maladive, et qu'à choc égal l'une gardera ses fruits tandis que l'autre les perdra.

Lorsqu'on aura taillé la vigne avec discernement, ce sera un grand pas fait vers la solution du problème des vignes malades, mais il faut aussi s'occuper du sol, purger la couche arable d'insectes, du virus qu'elle renferme, moisissures, champignons, mycélium, pourridié, etc., et que l'on constate presque partout indistinctement. Ces diverses affections de la couche arable ne peuvent être combattues avec les engrais du règne animal ou végétal qui sont plutôt des éléments de propagation de virus ; il faut avoir recours à un désinfectant, d'abord, qui ne porte aucun préjudice au végétal, il ne faut plus mettre la charrue avant les bœufs. C'est dans le règne minéral que j'ai trouvé l'adjuvant et le désinfectant, et je puis l'affirmer, le naphtate potassique perfectionné, dont je me sers après dix années d'expériences concluantes, renferme toutes les conditions désirables pour changer la sève et affranchir les racines des éléments de corruption qui pullulent dans le sol.

Ce sont là vraiment les moyens rationnels pour combattre les maladies de la vigne, les uns concernant son système aérien, d'où dérive les germes du parasite par la décomposition de la sève ; les autres pour combattre ce qui est nuisible aux système radiculaire, où l'on a fait erreur en y voyant le foyer du mal, à cause de la présence du puceron sur les racines. Et n'en déplaise aux chercheurs de remèdes, submersionistes et sulfuristes, ce serait peine perdue pour eux de négliger le système aérien pour reporter leurs tentatives de guérison, à la seule destruction de l'insecte qui reviendra sans cesse et toujours, attendu qu'il n'est que la conséquence de la maladie, ce que je réitère avec intention ; ils ne feront que suivre des sentiers battus, et n'auront pour résultats que de nouvelles déceptions à enregistrer sans parler des responsabilités. Mais il faudrait aussi pour combattre le fléau et éviter toute récidive, dresser à nouveau des ouvriers vignerons dans les deux sexes, en les initiant aux lois de la physiologie végétale pour qu'ils sachent ce qu'ils font en travaillant, et pourquoi ils font tel travail plutôt que tel autre; les assortir et les guider d'un outillage intellectuel et matériel plus en rapport avec les besoins du jour (il ne faut pas que des états-majors pour faire une guerre en règle aux ennemis de la vigne), car maladroitement on prétendrait la reconstituer, cette pauvre vigne, sans ouvriers, imbus d'autres principes, comme naguère on a voulu créer une armée sans soldats pour se défendre des agressions. Et, comme tout s'enchaîne dans cette grave question de la vigne malade, une chose non moins indispensable que les précédentes et que je ne puis passer sous silence, l'ayant depuis longtemps sollicitée des grands pouvoirs publics, c'est la création d'un Crédit agricole mobilier par l'Etat pour venir en aide aux propriétaires et aux fermiers à bout de ressources et découragés.

Je suis même étonné qu'il ne se soit pas trouvé, jusqu'alors un Député au Parlement pour demander la mise à l'ordre du jour et la discussion immédiate du projet déposé par le ministre de l'agriculture, concernant le crédit agricole mobilier, lorsque rien ne justifie davantage un aussi pressant besoin. La disette du vin se fait sentir, il faut avoir recours à l'étranger, il serait temps d'aviser au dépeuplement des campagnes, d'y attirer par tous les moyens possibles les travailleurs, pour ne pas laisser tarir l'une des meilleures mamelles de la France, produisant le vin le plus recherché du monde, une inépuisable mine d'or, dans toute l'acception du mot.

Dans un prochain article je traiterai de l'épamprage et du pincement, deux œuvres également salutaires à la vigne, mais plus spéciales pour augmenter la récolte, en donnant, par l'aoûtage du bois, qualité et quantité. J'insisterai sur ce que mon procédé eût rendu inutile l'introduction des cépages américains pour lesquels on peut s'attendre à de grands déboires, ne pouvant que satisfaire la spéculation, pour ne pas dire la cupidité des vendeurs de sarments, peu soucieux, du reste de voir se multiplier les foyers d'infection.

SUITE

Avant d'entreprendre la description des soins qu'exige la menue façon des vignes, pour le *pincement* et l'*épamprage* dont j'ai laissé un avant-goût dans le numéro du 11 mars dernier, je crois utile de faire précéder cet entretien intéressant de quelques considérations générales.

Aussi bien, après avoir engagé les propriétaires et les fermiers à consacrer plus de soins et plus de temps à la culture de la vigne, j'ai tout lieu de me demander comment il arrive qu'en face d'un avenir aussi menaçant, le beau sexe soit resté si éloigné de la lutte contre le phylloxera, je n'y ai guère rencontré que deux Jeanne d'Arc, en sens inverse : Madame la duchesse de Fitz-James, obstinée aux cépages américains, et Madame de Bompard, que j'ai rencontrée à Versailles en 1877, venue pour causer du Trombidion du Fraisier alors qu'on trouve toujours tant de dévouement chez lui et que la vigne est, en quelque sorte, l'image d'un enfant au berceau sur lequel il est prudent d'avoir toujours l'œil attentif.

Depuis l'invasion phylloxérique je n'aurai cessé de répéter, qu'il n'est pas possible d'enrayer la marche du fléau sans une large intervention du sexe féminin, déplaçant alors les rôles, et que là plutôt qu'ailleurs, est le salut de la vigne, le travail de l'homme étant incomplet de lui-même, eût-il cette prétention exagérée, pour ne pas dire téméraire à cet endroit, de vouloir tout faire, qu'il ne pourrait y suffire. Puis l'homme a-t-il, comme sa compagne, l'instinct de la fécondité qui dérive des travaux de la menue façon, c'est ce que je ne lui accorde pas, et puis généralement disons la vérité, l'homme, *détenteur du sol*, à force de simplifier le travail des vignes pour faire des économies, à sa façon bien entendu, en est arrivé à éloigner les adultes des deux sexes, et à faire perdre aux ouvriers vignerons le goût de cette culture, tel propriétaire qui faisait 40 mille francs de bénéfice a voulu en obtenir 50 mille, ainsi de suite et alors a fini par éventrer sa poule aux œufs d'or. D'aucuns, croyant raffiner davantage, ont cherché à utiliser les automates, parce que, avec, on a réussi pour les fabriques de chocolats, ce qui me fit dire un jour à un ami (et je me réserve d'en faire plus tard la communication aux lecteurs de l'*Avenir agricole*) : « C'est fâcheux qu'on ne puisse faire exécuter le travail des vignes dans les prisons, peut-être que les commissions phylloxériques réussiraient mieux à y trouver le personnel qui leur manque. » J'ai même osé dire quelque part qu'il y avait plus d'évêques en France que de vrais vignerons.

Enfin, les mères de famille ne sont-elles pas intéressées à surveiller les récoltes et ne sont-elles pas plus à même, étant sédentaires, d'en régler la marche ? J'aurais été plus sévère pour l'homme, si le travail de la menue façon eût été de sa compétence, et je n'aurais pas hésité à lui faire ce reproche que, si la vigne a succombé, c'est de sa propre faute ; mais le travail de la menue façon ne peut s'effectuer sans une grande agilité des doigts, et encore faut-il être imbu d'un sentiment filial : car on peut le bien faire ce travail, ou le mal faire, tout en occupant son temps, mais sans atteindre les mêmes résultats.

Quelques anciens vignerons m'ont avoué, cependant, qu'autrefois on faisait ce travail de la feuille tel que je l'indique, comme *la bonne œuvre :*

mais que le manque de bras et la multiplicité des vignes ne permettaient plus de le faire depuis longtemps. On a donc beaucoup plus de vignes et moins de bras, ce qui fait que l'équilibre est rompu. Aussi toutes les fois que j'ai parlé de ce travail, on s'est récrié, et beaucoup m'ont tourné le dos, en disant : « ah bah ! La vigne rapporte autant à ceux qui ne font rien pour elle qu'à ceux qui dépensent des sommes folles ! » Sans doute je partage cet avis, si on dépense son argent en pure perte, c'est un coup d'épée dans l'eau.

Toutefois, après l'oïdium, les accidents se sont de plus en plus échelonnés, et ils menacent de détruire entièrement la vigne si chacun ne se hâte d'y apporter du sien.

C'est beaucoup de perdre les récoltes, mais encore il reste quelque chose derrière le rideau. Allez donc travailler dans vos vignes en famille, sans craindre le soleil, négligez un moment votre intérieur, souvenez-vous de cette maxime du grand moraliste Lafontaine : *C'est le fonds qui manque le moins*.

Vous devriez être jaloux, en vous enrichissant, de rendre la France prospère, et cette mission vous revient directement. C'est un beau titre de travailler et de ne rien devoir à personne pour son existence.

Maintenant, jetons un autre regard sur la situation pour nous encourager à poursuivre la lutte sans désemparer. D'après le dernier rapport de M. Tisserand, directeur au Ministère de l'Agriculture, il y aurait sur un million 500 mille hectares de vignes détruites ou atteintes du phylloxera, environ 50 mille hectares en traitement par les procédés que la Commission supérieure et que le Gouvernement préconisent et subventionnent. Sur ces 50 mille hectares, 20 mille sont traités par les insecticides, le sulfure de carbone et le sulfocarbonate de potassium. C'est tout un travail de romain, au dire des assujettis. Il reste donc un million 450 mille hectares en souffrance, toute la différence du bœuf à la grenouille, puis de les traiter à guérir ces 50 mille hectares, il y a loin ; on commence à s'en apercevoir, et bientôt on pourra en juger. Enfin 50 mille hectares pour lesquels la dépense faite par l'Etat, en 1882, a atteint un chiffre de 1 million 745 mille francs.

En traitant 20 mille hectares d'après mes procédés de guérison, lesquels offrent le plus de chances de succès, soit dit en passant, ils auraient absorbé 20 millions de kilog. de naphtate potassique ; c'est-à-dire le travail de 60 chaudières, occupées toute l'année et de 30 chaudières seulement, travaillant jour et nuit comme on le fait aux vendanges pour utiliser les pressoirs lorsqu'il y a urgence, et chaque chaudière donnant règlementairement 1.000 kilog. avec deux ouvriers travaillant 8 heures par jour.

Les 60 chaudières avec les accessoires, eusent coûté dix-huit mille francs. Et je pose un fait que les syndicats eussent été plus satisfaits de cette libéralité. Pour 50 hectares, toutes proportions gardées, la dépense eût été de 45 mille francs. L'Etat aurait donc économisé 1 million 700 mille francs — outre que les propriétaires eussent beaucoup moins dépensé, car mon traitement au naphtate potassique (1) n'excède pas 1 centime ou 2 au plus par cep et pour 2 ans. Comme je l'ai dit, les matières premières fort heureusement, étant partout, en France, à pied d'œuvre et relativement bon marché.

Et encore l'économie d'argent, c'est beaucoup par le temps qui court, mais ce n'est rien quant à sauver la vigne — Mais, dirai-je encore, avec nos procédés la submersion n'a plus sa raison d'être, la vigne n'est pas une plante aquatique. Pour soutenir le contraire, il faut qu'il y ait absence de raison, de tout sens moral, — de même que pour remplacer les cépages indigènes par des cépages américains.

---

(1) La plus riche découverte des temps modernes pour accroître les productions du sol. — Comptant 10.000 ceps à l'hectare.

Donc une économie de 1 million 700 mille francs pour le département de l'agriculture (1). Ça vaut la peine qu'on y réfléchisse, alors que la détresse dans les finances se fait sentir. Et voilà comment, faute d'entente, on travaille pour le roi de Prusse (pour me servir d'un langage pittoresque) qui coûte déjà fort cher à la France par le manque de précautions, et j'aurais bien quelque droit de m'en plaindre.

Dieu merci, j'en aurai parlé assez souvent pour être entendu puisque mon début date du 11 septembre 1873, après expériences concluantes, il y aura bientôt dix ans (article inséré dans l'*Union nationale,* de Montpellier), et entre autres dans ma brochure, au Conseil général de la Meuse, session d'août, 1876, *sur les Besoins de l'Agriculture.* — Mais il est vrai de dire que toute la fine fleur réactionnaire tenait soigneusement à l'écart les novateurs, à moins que leurs découvertes ne fussent acceptées pour en faire un monopole à son profit, ce que j'ai toujours cherché à éviter. — Alors, on le conçoit, à ce moment, il n'y avait pas d'accord possible.

Si j'insiste depuis dix ans, si je cherche à mettre les points sur les *iii,* c'est parce que j'entends encore dire aujourd'hui : vous perdez votre temps a prêcher dans le désert, on ne vous écoute pas là-haut « à Paris » et vous en serez encore pour vos peines — enfin bref — je ne perds pas espoir, d'ailleurs ma cause est trop juste.

J'ai signalé une économie réelle dans les frais de l'Etat, mais ce qu'il faut envisager, c'est surtout la perte qui résulte des non récoltes, et qu'une récente statistique évalue à 1 milliard 300 millions annuellement.

On a dépensé 352 millions à l'importation des vins, quand il y a dix ans, on collectionnait à peine pour 8 ou 10 millions de vins étrangers — et je ne parle pas de la dépréciation de la valeur immobilière, tombée de plus de moitié : car telle propriété qui valait cent mille francs est vendue vingt-cinq mille francs, et l'acquéreur prie galamment l'ancien possesseur de sortir sans tambour ni trompettes sous le couvert de l'astrologie judiciaire.

Eh bien, chefs de famille, fermiers et propriétaires, pouvez-vous être rebelles au travail de la vigne, en présence de cette épée de Damoclès ? je n'ose le croire — attendu qu'il y a pour vous une question de vie ou de mort, et que dans un temps donné, si vous restez inactifs, vous pourrez dire, adieu les vendanges ! ! !

Je répète que le traitement des vignes au naphtate potassique coûtera un centime ou deux au plus par cep et pour deux ans, (2) sans être obligé d'y revenir comme l'exigent les autres procédés ; qu'alors on pourrait se passer de l'Etat pécuniairement dans tous les départements.

En désespoir de cause, on semble marchander la prime de trois cent mille francs, et pourtant, comme le fît observer si judicieusement feu Raspail, on a donné de fortes récompenses, pour des découvertes moins importantes. — Cette discussion de la prime sera un motif pour moi de parler des novateurs, dans cette question si complexe touchant le phylloxera.

MALLET CHEVALLIER,

Viticulteur.

Nimes, le 2 mai 1883.

---

(1) Point n'est besoin ici de fleurs de Rhétorique.
(2) Comptant 10.000 ceps à l'hectare.

INTÉRÊTS AGRICOLES & VITICOLES

La guérison de la tuberculose de la vigne, autrement dit le PHYLLOXÉRA

ACTUALITÉS

Nous sommes au mois de février 1891 et lorsque l'éminent chimiste Pasteur crut devoir annoncer que l'usage de la soude n'avait pas dit son dernier mot (voir au supplément, lettre au Ministre de l'agriculture, insérée dans l'*Avenir agricole de Nimes*, numéro du 1er avril 1883) il travaillait sans le savoir, à la renommée du Naphtate combiné et perfectionné pour la guérison et la conservation des vignobles.

De même, lorsqu'il s'est occupé du règne mycrobien, et que, en 1884, dans sa conférence à Aubenas (Ardèche) déjà rappelée pour ma défense, dans le *Démocrate de Dijon*, en juillet même année, antérieurement Raspail m'ayant donné raison, il laissait entendre :

1· Que le microbe est le résultat de ferments organiques.

2· Qu'on était loin de ces idées, il y a quelque temps encore, désavouant ainsi la vieille école, *tue la bête, tue le venin*.

3· Que l'existence constatée du microbe dans tel ou tel organe suggèrerait peut-être des moyens thérapeuthiques nouveaux.

Là, au moins, comme savant, Pasteur faisait preuve de discernement bien mieux que son prédécesseur et maitre J.-B. Dumas, président de la commission ministérielle du phylloxéra.

Puis, la découverte toute récente de Paul Giffard, qui sait mettre à profit l'acide carbonique, pour remplacer la poudre vient à propos corroborer les données de Pasteur, concernant la base des Naphtates que j'utilise journellement pour la culture intensive et l'abondance des récoltes.

Depuis l'exposition universelle de 1889 à Paris où notamment les membres du jury de la classe 49, groupe 8 (Agriculture) n'ont pu ignorer, soit par mes brochures et circulaires, soit par mon atlas encyclopédique de la vigne, soit par mes tableaux remis par moi au secrétariat, pour chacun d'eux, que l'acide carbonique forme la base de mon procédé de guérison, des diverses maladies de la vigne, voire même qu'il était le seul étiqueté, avec cette mention, *à base d'acide carbonique*.

Je le dis ici sans honte et sans reproche, ayant fouillé partout, et j'expose tout simplement aux lecteurs un fait, sans conclure : à eux d'aviser s'il n'existe pas un mot d'ordre quelque part (1).

Qu'ensuite Georges Ville, l'apôtre des engrais chimiques, à juste titre, directeur au champ d'expérience de Vincennes, avait brusquement modifié sa formule n· 3 pour vigne, en supprimant l'azote, au grand étonnement de ses correligionnaires, d'où il suit, que malgré toute ma déférence pour la personne de Georges Ville, j'ose le dire, qu'il s'est rendu un peu tard à l'évidence.

Et qu'enfin Dehérain, membre de l'institut agronomique, professeur au Muséum, après dix années d'études et d'expériences, très suivies, à analyser la couche arable, finit par conclure en faveur du carbone, comme, principal élément du règne végétal, et cela après que Chevreul, Boussingault, sans compter Paul Bert, ont avoué, bien que tardivement, les erreurs de l'ancienne école, qu'ils professaient pour ainsi dire sans souci, sans besoin de changement.

(1) J'avais demandé en 1875, lettre au Ministre de l'agriculture du 20 juillet et livrée à la publicité, qu'on m'accordât le mérite d'avoir découvert la *dominante en viticulture*. Nos gouvernants au cœur léger ont préféré faire supporter à la nation une perte annuelle d'un milliard environ, dont ils cherchent à se confesser, bien à tort, que je sache, puisque, d'après les apparences, ils continuent à accorder leurs préférences aux nombreux amateurs du merle blanc.

Si on ajoute à ces sommités scientifiques, et pour les besoins de la cause, qui consiste à récolter en France, au moins pour la subsistance des siens, l'autorité du directeur actuel du laboratoire central agricole de Paris, maître Ladureau, qui, après d'importantes démonstrations et surtout dans un article de fond publié par le *Moniteur des Syndicats agricoles*, au mois d'avril dernier, article qui se termine ainsi :

« Ce rôle de l'acide carbonique, dans la nature, est réellement providentiel. »

Que peut-on vouloir de plus important, de plus significatif ? Je crois même qu'il serait téméraire de chercher au-delà, comme moyen d'enrayer et de paralyser, ainsi qu'on l'a fait jusqu'alors, l'application et le prompt développement de mon procédé à base d'acide carbonique, ce que je répète avec intention, parce qu'il a aussi la bonne fortune d'être exclusivement Français, n'en déplaise, et qu'on le veuille ou non, là sans jonglerie se résume ma devise : Economie, Qualité, Quantité, et la triple question politique, scientifique et commerciale, en un mot, la vie de la France.

Ce que réclame le peuple, depuis si longtemps, avec tant de sagesse et de patience.

D'ailleurs, malgré toutes les difficultés occultes et apparentes de l'époque, le naphtate perfectionné, continue à faire ses preuves ; c'est, en quelque sorte, du sol agraire, la mélinite par excellence, pour me servir d'une expression, et fort heureusement, qu'en face des tentatives de l'étranger, bien que je sois de plus en plus (lettre au regretté Louis Blanc) très partisan des Etats-Unis d'Europe, selon les désirs et la ferme croyance de Victor Hugo, pour n'en citer qu'un seul, fort heureusement, dis-je le Naphtate perfectionné échappe à l'analyse et que rien de connu dans son genre n'a pu ni le surpasser, ni l'égaliser ; d'abord et avant tout pour la résistance et la conservation intérieure et extérieure de la vigne, quoiqu'en disent et en aient pu dire, plus ou moins bêtement, et mal à propos, ceux qui ont été appelés jusqu'alors à donner leur avis sur l'ensemble de mes combinaisons.

Toujours est-il que je continuerai à soutenir qu'avec mon procédé, j'arrive non-seulement à une production de vin plus considérable, mais encore avec plus de qualité, plus de bouquet, en comparant les mêmes cépages vigne pour vigne et juxtaposées, bien entendu.

Egalement pour les blés, car dans une région qui passe pour être rebelle à la propuction, on est arrivé à récolter vingt (20) hectolitres à l'hectare, alors que d'après les statistiques officielles, la moyenne, sur les sept millions d'hectares emblavés est de 14 à 15 hectolitres, en retard seulement de 1 à 2 hectolitres pour suffire à la consommation annuelle de la France ; récolte de vingt hectolitres ayant pour conséquence de ne plus recourir aux blés étrangers, cela se comprend puisque toutes proportions gardées, il y a constatation d'excédents.

De même, pour la culture du pommier, tendant à la production du cidre ; les fruits de table, les conserves etc., fruits plus abondants, en général, plus savoureux sans exagération, avec preuves sur preuves, des témoignages authentiques, type, photographiés sur place, irrécusables ; même résultat pour les herbages, principe qui coule de source, donnant à la terre, qui n'est autre qu'un manchon, les éléments nécessaires dont elle a besoin, pour entretenir chaque année, un maximum de récolte.

Pour la culture maraîchère qui exige l'eau en abondance presque partout le jardinage est prodigieux, bien que traité plus simplement ; car soit dit en passant, l'acide carbonique à une dose voulue, ramène tout à l'équilibre, dans le règne végétal, et, me permet d'en appeler aux praticiens ; aux hommes compétents, pour vulgariser mon procédé, dans toutes les branches de l'agriculteur : et par ce motif, ils devront, avec moi, réclamer un plus grand morcellement de la propriété culturale, afin d'attirer les citadins, aux travaux des champs ; ces qualifiés de citadins, à coup sûr, y viendraient prendre part, par cette raison bien simple et toute logique, qu'il n'y a pas de petit chez soi. A ces fins, l'antimorcellement, jusqu'à dix hectares, qu'on prête à Georges Villes ; le dépeuplement des campagnes aurait bientôt lieu sur une plus grande échelle ; c'est le contraire, de ce qu'il faut chercher pour résoudre la plus importante des questions sociales : la terre aux paysans.

Mais ce qui est à retenir, aujourd'hui, au profit de la viticulture française, c'est de me voir affirmer à nouveau qu'après vingt ans d'une lutte continuelle contre dame routine, et les savants officiels, reconnus sans pratique aucune, indiquant avec une égale faveur les procédés les moins praticables, à l'encontre des Naphtates, surtout dans la question toujours si brûlante du phylloxera et de ses causes, je n'ai rien relâché de mes prétentions et de mes habitudes, partout où j'ai passé pour sauver très naturellement et avantageusement tous les vignobles, mais à un moment donné, entendons-nous ; et pour qu'on se rassure après une loi établissant sans replâtrage, sans trompe l'œil, sans subterfuges. Le crédit mobilier agricole et viticole, sans quoi, rien n'est possible, pour la mise en pratique des nouvelles découvertes, sinon la ruine complète de l'agriculture et son cortège, la famine, et la dépopulation à brève échéance.

Et bien ! je demande, en terminant, serait-ce par hasard que nos gouvernants, pleins d'illusions contraires à la vérité, s'imaginent travailler, ou avoir travaillé à la solution de cet important problème, de la vie à bon marché, je ne le crois pas.

Ainsi s'affirment, à l'heure présente et que tous entre eux au gouvernail, connaissent (mais méconnaissent) les pronostics de Châteaubriand, d'heureuse mémoire, et qu'il me tarde de faire intervenir pour l'actualité.

Qui vivra verra, mais verra bientôt à n'en pas douter, à cause des progrès du Nouveau-Monde, les Etats-Unis d'Amérique congédier les incapables et chasser les vendeurs du temple.

Ainsi soit-il.

MALLET-CHEVALIER.

St-Cézaire-lès-Nimes (Gard).

Au mois de mars 1879 étant à Paris, je négociai une entrevue avec le célèbre Docteur et professeur Wirchow, député opposé à Bismarck, soit dit ici, de concert avec l'un de ses condisciples et amis, déjà rendu sur les lieux, alors que dans l'intervalle de ma correspondance, Wirchow, fut envoyé en Orient, (comme autrefois Faidherbe, sans autre préambule) pour y accompagner le docteur Schliemann et ouvrir à eux deux les tombeaux des héros Achille et Petroclus sur le promontoire ou cap de Sigée et celui d'Ajax dans l'intérieur du pays. (Voir la Gazette de Cologne, numéro 132 du 29 mars 1879.)

J'avais cette conviction intime, de sauver en Allemagne sur la frontière du Rhin, la pomme de terre atteinte du Doryphorra, comme aussi le seigle, des ravages de l'Aiguillula-Vastatrix, et en particulier la vigne du Phylloxera, sous cette convention expresse que Wirchow, dont je connaissais les idées, travaillerait sans trève ni merci, à la reddition de l'Alsace-Lorraine à la France, l'une étant la conséquence de l'autre, comme échange ou concession à mon point de vue ; attendu que la disparition des maladies de la pomme de terre, du seigle, et de la vigne sur le territoire Allemand serait due au dévouement d'un Français au préjudice de la mère patrie.

Actuellement, et sans recourir, à tort ou à raison, à la découverte du docteur Kock (sa lymphe mystérieuse) pour combattre la tuberculose pulmonaire (la phthysie) nous avons en France le docteur Verneuil qui, en 1886, a provoqué une ligue humanitaire pour en triompher, et à qui je me propose d'adresser un mémoire sur ce grave sujet, alors que j'aurai obtenu gain de cause pour la tuberculose de la vigne autrement dit le Phylloxera, cette affection rebelle ayant, d'après toutes les apparences, non-seulement la plus grande analogie, mais tous les symptômes avec celle qui décime en grande partie le genre humain, et cela bien que généralement, et surtout en France, on observe une certaine réserve sinon beaucoup de dédain à l'endroit des novateurs.

A Messieurs les Président et Membres du Sénat

Monsieur le Président,

Resté sur la brèche, je viens rappeler à votre souvenir l'envoi de ma pétition au Sénat, relatée au *Journal Officiel*, le 1er Mars 1877, sous le no 72, concernant mon procédé de guérison des vignes phylloxérées, dans laquelle, entre autres, l'idée d'une colonie était émise à longs traits, c'est vrai, ne voulant, ni livrer, ni exposer mon procédé aux caprices d'une société quelconque, ou d'un simple particulier, sans conditions préalablement établies, réservant les attributions et la part à chacun des contractants.

Depuis lors, et voilà quinze ans révolus, la question du phylloxera est restée pendante, sans m'étonner, et pourtant l'idée d'une colonie, comme conséquence d'une prompte réussite a fait son chemin, puisque M. Béranger, sénateur inamovible, Rapporteur de la Commission, dans un langage très-enfortillé, permettez-moi l'expression, a conclu au rejet de ma pétition. mais l'a utilisée plus tard au profit de M. Bonjean. Alors donc, il n'y avait pas lieu, je dois le faire remarquer, de donner le change au Sénat, sous prétexte d'une utopie de ma part, aussi vous l'avouerai-je, Monsieur le Président, j'ai éprouvé une certaine répugnance pour des subtilités de ce genre, lorsqu'un Département, comme la Drôme, a le plus grand besoin qu'on lui vienne en aide ; car il est fâcheux aussi pour lui, qu'aujourd'hui encore, la destruction du phylloxera (autrement dit, la Tuberculose de la Vigne) pour être dans le vrai, peut dépendre de l'application de mon procédé, pris dans son ensemble ; j'ose même affirmer que dans deux ou trois ans au plus, en employant mon mode de traitements, les récoltes exempteraient la France, de rester plus longtemps tributaire des autres nations, ce qui est incalculable sous tous les rapports.

Et, si vraiment, le Sénat est mieux disposé qu'autrefois, a quelque souci, en un mot, de la situation agricole et viticole, comme je le crois ; il importe pour couper court aix désastres des campagnes, qu'on change au plus vite, de voies et de moyens, notamment, par un Crédit Agricole à bref délai.

En garantie de ce qui précède, le Sénat ferait bien de déléguer l'un des Siens (la démarche en vaut la peine) pour s'assurer *de visu*, qu'ici, au Château de Saint-Césaire, que j'habite depuis trois ans, mon procédé continue, sans relâche, a triompher d'anciennes vignes françaises des plus contaminées, ce qui m'autorise pour la circonstance, a rappeler ces deux vers de Victor-Hugo.

« Il m'est fort malaisé quant à moi de comprendre,
« Qu'un lutteur puisse avoir un motif de se rendre »

Du reste, ma brochure, Atlas-Encyclopédique de la Vigne, ci-jointe, me dispense d'entrer dans de plus longs détails et me porte à croire, qu'après y avoir jeté un coup d'œil, vous voudrez bien, Monsieur le Président, en donner connaissance à vos collègues du Sénat, et toujours en perspective d'une entente favorable à cette grave question du phylloxera et de ses causes.

Veuillez agréer, Monsieur le Président, avec mes respects, l'assurance de ma sollicitude pour la création d'institutions dont l'urgence est de notoriété publique.

MALLET-CHEVALLIER.

Saint-Césaire les-Nimes, le 2 juillet 1891.

Extrait du *Journal Officiel*

M. MALLET-CHEVALLIER, a Saint-Césaire-les-Nimes (Gard), adresse au Sénat une pétition relative au traitement des vignes phylloxérées.

M. HERVÉ de SAISY, rapporteur.

Rapport. — Par une pétition arrivée au Sénat le 21 juillet 1891, M. Mallet-Chevalier, résidant à Saint-Césaire-les-Nimes (Gard), soumet pour la seconde fois, depuis quatorze ans, au Sénat, une méthode ayant pour objet la guérison des Vignes phylloxérées, dans laquelle il décrit en détail toutes les phases de la maladie et de ses effets destructeurs.

Par un rapport qui intervint sur sa première pétition, M. Bérenger concluait, dit le pétitionnaire, au rejet de sa demande.

Sans pouvoir entrer dans l'examen de la valeur des procédés qu'il emploie, votre sixième commission pense que les efforts de M. Mallet-Chevallier, pour annéantir un fléau qui porte d'aussi funestes atteintes à nos vignobles, méritent un meilleur sort ; et, sans se reconnaître aucune compétence pour formuler une appréciation quelconque à l'égard des moyens préconisés, elle est d'avis que la pétition qui les expose, ainsi que les brochures à l'appui, peuvent être utilement consultées par les jurys spéciaux, institués au département de l'agriculture.

En conséquence, elle a l'honneur de vous en proposer le renvoi au Ministre. Renvoi au Ministre de l'Agriculture.

Certifié conforme :
MALLET-CHEVALLIER

EXPLICATION DE LA VIGNETTE ALLÉGORIQUE
ET MARQUE DE FABRIQUE (1)

1° Le Soleil

Pas de vigne possible sans le soleil, le Grand Architecte de l'Univers ; indiquant d'après les données de la science, que le raisin pour être mûr, exige d'abord, comme conséquence naturelle, 3.900 degrés de chaleur, emmagasinés pendant le cours de l'année, avant d'arriver à le cueillir, et, par suite, à sa juste valeur.

2° Les Hirondelles

Elles arrivent, en France, lors du premier réveil de la sève, c'est-à-dire, au début de l'Equinoxe de printemps (sève devenue moëte) limite extrême pour la taille. Elles y séjournent jusqu'après les vendanges ; aussi bien, dit la chanson du foyer « Qu'après de longs hivers, sa voix rappelle (bis) l'habitant des hameaux à ses plus nobles travaux ».

3° Le sarment du bois tortu

Le jeune sarment ou pampre, a la propriété de conserver, entourées de ses feuilles, les grappes de raisins bien mûres, jusqu'à la fin du printemps ;

(1) Affirmant la sincérité, la longue durée du procédé, Mallet Chevallier, ayant sa raison d'être, comme marque scientifique industrielle et commerciale.

ce que par amour, les vignerons que l'âge a grandi, surtout ceux du Barrois (Meuse) qui se plaisent à contempler, suspendues au plancher, les plus beaux spécimens de leurs récoltes, laissant apparaître, un sentiment d'amour-propre, sinon de fierté, flattant leur instinct, une expansion de bonne augure, ainsi qu'un heureux souvenir.

3° La Grappe, sa beauté et sa saveur

Emblême de la fécondité et de la gaité, dont le jus divin, (le vin) est sans contredit, le Fils du Soleil et le père de la chanson ; aussi, devrait-on faire, que le beau sexe s'occupât d'avantage de sa production, car le vin naturel est bien le véritable trait d'union des deux sexes, et, le plus indispensable à leurs communions de chaque jour. Voilà pourquoi, je suis devenu l'un des plus soucieux viticulteurs, pour la plus grande gloire, le bien-être et la conservation du genre humain, et, pouvant dire, avec le vigneron champenois.

> « Enfin que la routine et sa chétive école,
> « Se courbent toutes deux devant l'art viticole :
> « Devant l'art éclairé source de tous progrès,
> « Dévoilant à nos yeux ses sublimes secrets,

Exhortation

Allo ! Allo ! Allo ! Partisans de la Terre, Instituteurs et prolétaires ; voyez et songez à cette vignette allégorique, en présence du phylloxera, autrement dit, la Tuberbulose de la Vigne. Donc, Allo, trois fois Allo, sus à la vigne, accourez citoyens, répétant Boûm, Boûm, Boûm, *accurite cives*, comme en cas d'incendie, et quand l'édifice menace ruine, accourez, beau sexe, accourez citoyens !

M. C.

Le Phylloxéra et les Causes qui s'y rattachent [2]

Conférence du 6 août 1882 à Béziers

Messieurs,

Votre Comice, le plus sérieusement dévoué aux intérêts viticoles de la région, offre aux hommes d'initiative l'avantage de pouvoir exposer leurs observations et leurs découvertes.

C'est ainsi que se trouvent insérés dans vos bulletins un rapport présenté par M. Louis Jaussan, vice-président du Comice agricole, sur le sulfure de carbone, puis une communication de M. Jules Pastre sur les vignes américaines. On sait que l'un et l'autre de ces procédés de régénération sont préconisés et subventionnés du Gouvernement, et qu'ils jouissent, par conséquent, d'une grande prérogative ; mais, qu'il me soit permis de le dire, il serait regrettable pour la France viticole si elle restait longtemps encore bornée à ses moyens artificiels, comme à celui de la submersion, attendu que les propriétaires, que je sache, ne les acceptent que comme un pis-aller, en attendant qu'un procédé plus rationnel et plus avantageux leur ouvre un nouvel horizon.

Vous le savez, Messieurs, on est arrivé à une époque de l'année (moment psychologique) où les propriétaires sont le plus portés à réfléchir et à s'occuper, même involontairement de l'extension que prend la maladie de la vigne caractérisée par le phylloxera. Le mal a fait de si rapides progrès depuis l'an dernier, que bon nombre d'entre eux seront loin d'être satisfaits

---

(1) Bien plus encore par le traitement au Naphtate perfectionné, à base d'acide carbonique, qui confirme la devise du procédé, Economie. Qualité. Quantité.
(2) Extrait du Bulletin trimestriel etc.

à la prochaine récolte ; j'estime même qu'en moyenne, beaucoup ne seront pas couverts de leurs frais, et, malgré cela, ils ont le plus grand intérêt à faire obstacle, non-seulement à l'envahissement de l'insecte, mais encore aux moisissures du sol, aux sporules de champignons, soit dit *mycelium*, etc., en recherchant les moyens économiques *et efficaces pour désinfecter le sol*, et pouvant, sans inconvénients, être employés en toute saison ; en pareille circonstance, toujours le temps presse.

Dans une lettre que j'adressais à M. le Ministre de l'agriculture et du commerce à pareille date, en 1875, je disais, à l'égard de la crise que traversait déjà la viticulture méridionale : Pourvu que la situation ne s'aggrave pas, on en serait encore quitte à bon marché et pour la peur, et je tiens à le rappeler ici, car il ne s'agit toujours que de désinfecter la couche arable. On ne manque pas de désinfectant en France, disais-je ; ce sont les modes d'application qui ne peuvent être appréciés et modifiés que par des travailleurs assidus (ce n'est qu'en forgeant qu'on devient forgeron.

En admettant que le sulfure de carbone ait donné quelques résultats satisfaisants, au milieu de grandes déceptions ; qu'on ait, à la suite de ce traitement, obtenu des feuilles vertes, c'est beaucoup, j'en conviens, pour le coup d'œil ; mais il faut aussi du raisin pour dédommager les propriétaires de leurs labeurs et de leurs dépenses, et il n'y a rien dans le sulfure de carbone pour rendre les éléments minéraux qui entrent dans la composition du vin, et même pour le pépin, le générateur du raisin · il n'est pas non plus un désinfectant, dans l'acceptation du mot, et, s'il détruit quelques pucerons, en revanche il paralyse l'humus, et vraiment il y a une obstination systématique de vouloir l'employer pour sauver la vigne. Il y a bien des preuves contraires à son passif ; en somme, ce n'est pas un procédé d'une application générale.

Pour les cépages américains, on les transformera par la greffe, soit ; mais on manque d'ouvriers habiles, et beaucoup de points laissent en outre à désirer.

Pour la submersion, elle ne manque pas d'inconvénients non plus ; tout d'abord, la vigne n'est pas une plante aquatique, et beaucoup d'expériences ont laissé entrevoir de grandes déceptions. Je n'avance rien au hasard, bien loin de là, et j'ai la certitude que bientôt on me donnera raison.

En 1875, j'avais demandé, par la voie d'un journal de Montpellier, le concours de cinq personnes pour suivre mon procédé au naphtate potassique, et que je désignais ainsi : deux ouvriers vignerons, un propriétaire intéressé et compétent, un délégué membre du Conseil municipal, un employé de la mairie ou bien l'instituteur de la commune, ce qui se trouve partout, et, comme il n'y a qu'une seule et même famille de vigne et que la terre n'est qu'un manchon pour les végétaux, on doit pouvoir opérer indistinctement dans tous les sols avec les mêmes chances de succès ; mais il faut la dominante, en viticulture comme en agriculture, suivant l'heureuse expression de Georges Ville. Depuis lors, au lieu de quatre hommes et un caporal, on a mis en réquisition ingénieurs, conducteurs moniteurs, piqueurs, brigadiers, sous-brigadiers et tout un nombreux personnel de travailleurs, sans sortir pour cela des tâtonnements ; *tous cherchent à enrayer le mal où il n'est pas : c'est que le mal se reproduit par la tige et non par les racines*, et j'attends, à la suite de cette révélation, mes contradicteurs sur place.

Cela est drôle par le temps qui court, mais enfin c'est comme ça. — On préfère pêcher en eau trouble. — J'ai toujours eu cet avantage sur les autres procédés, celui de connaître le siège du mal et les remèdes, et il est facile de s'en rendre compte. Mais c'était une voix prêchant dans le désert ; je luttais contre des préventions, ce qui n'est pas sans précédents nombreux. Je n'en étais pas moins persuadé qu'après qu'on aurait essayé, à tort ou à

(2) Le mildiou et l'anthracnose.

raison, tous les procédés possibles et impossibles, il faudrait en revenir à ceux que j'indiquais, et qui consistent : 1° à s'occuper du sol ; 2° du végétal ; 3° des insectes ; 4° des influences atmosphériques ; 5° de l'outillage ; 6° des ouvriers vignerons, malheureusement très-rares. Car, en tout et pour tout, le puceron n'est pas la cause de la maladie ; (1) il n'achève et complète que l'œuvre de destruction, et rien n'est venu jusqu'alors renverser ces données ; au contraire, en attaquant directement l'insecte, en marchant dans cette voie, on mettra la pièce à côté du trou. Il le faut ; il convient d'en prendre note.

Tout récemment, M. Pasteur, à Aubenas, et depuis, J.-B. Dumas, à la séance de l'Académie du 26 juin dernier, parlait, entre autre chose, d'un troisième règne dont son collègue, M. Pasteur, avait donné la description. Les *substances organiques* (ferments). Ce troisième règne s'applique parfaitement au phylloxera. Je n'ai pas traité différemment, depuis mon début, cette question de la maladie de la vigne ; et, alors qu'on traiterait avec discernement cette affection de la vigne, même maintenant la solution de ce difficile problème ne se ferait pas attendre, ce qui peut donner à réfléchir puisque les sulfo-carbonates de potassium n'ont pas été plus heureux que le sulfure de carbone quelles que soient leur provenance.

Comme on le verra, je ne me suis pas appuyé de M. Dumas ni de M. Pasteur ; ce qu'ils exposent est pour moi du vieux neuf. J'avais pour guides : Buffon, sur les molécules organiques, Leibnitz, sur les monades (Infiniment petits) Raspail, pour les miasmes putrides que charrie l'atmosphère, les assimilantes corpuscules minuscules microscopiques, et que de vieux savants désignent sous cette généralité : *Vibrions parasites.* Pour l'observateur attentif, le fond du sujet ne change pas, mais les termes dont ils se servent, jettent parfois de l'indécision dans les esprits.

Etant d'accord sur le fait, peu importe dirai-je ici, la dénomination. Aux victimes du phylloxera, que faut-il ? Un procédé avec lequel ils puissent s'en rendre maître ! ! Eh. bien ! j'ai saisi la nature sur le fait et j'ai su à quoi m'en tenir ; et pour qu'on le sache, je le répète et j'affirme que toute la maladie se résume dans ces quelques mots :

Insolation — *Reflux de sève* — ferments organiques 1· L'insolation est le plus souvent le résulat de l'imprévoyance de l'ouvrier.

2· Le reflux de sève provient surtout des influences atmosphériques que l'on peut atténuer à l'aide de certaines précautions dans les cultures périodiques de la vigne.

3· La fermentation de la sève (les ferments) engendrent naturellement le puceron.

Ma méthode a pour but de priver le puceron et de nourriture et de température ; et, à l'empêcher de naître (ce que l'on confond avec l'œuf d'hiver) mon procédé est des plus pratiques, simple comme les lois de la nature, je l'exposerai d'autant plus hardiment, aujourd'hui que ma Brochure, *Le Phylloxera devant la Nation* est sur le point d'être livrée à la publicité.

Victor Lefranc, ancien ministre de l'agriculture, et du commerce avait, dans une circulaire donné ceci pour certain. « D'où vienne le remède le Gouvernement l'accueillera ». Les ministres passent, les commissions sont restées pleines d'autorité pour enrayer l'initiative privée.

MALLET-CHEVALLIER.

Nota. — A l'ouverture de cette conférence (6 Août 1882), le Président du comice M. Giret, avec l'assentiment des membres présents, je lui entends dire : « Qu'il ne sera donné suite à aucune proposition d'expériences contre » le phylloxera si l'inventeur ou le propagateur du procédé ne fait pas » connaître *la composition de la matière insecticide.* Du reste, cela est écrit

(1) Le 1er en 1874, je n'ai pas craint de l'avancer, et de le soutenir depuis avec preuves

» en toutes lettres, pages 102 et 103 du Bulletin n· 3. Juillet-Août-Sep-
» tembre 1882.

C'est pourquoi les inventeurs n'ont qu'à bien se garder contre des encou-
ragements de ce genre et, qu'on ne s'étonne pas, si j'ai constamment pro-
testé contre de pareilles exigences, et contre l'organisation vicieuse des
commissions phylloxériques et que j'en appelle à la Nation pour juger.

M. C.

INTÉRÊTS VITICOLES

Une conférence sur le phylloxéra et les causes qui s'y rattachent, à Nuits-sous Beaune (Côte-d'or).

Par M. Mallet-Chevallier

A la suite de ses conférences à Gevrey-Chambertin, Chambolle-Musigny,
Flagey, qui font suite à celles déjà faites dans d'autres centres viticoles
renommés, le lundi 14 septembre 1885, jour de marché, à Nuits-sous-
Beaune, salle Patron, M. Mallet-Chevallier avait réuni un nombreux audi-
toire (300 personnes) et prenait ainsi la parole.

Nous nous bornons à donner ici le résumé de cette intéressante conférence.

Messieurs,

Je viens causer avec vous de la maladie de la vigne, caractérisée par le
phylloxera, de cette maladie qui vous préoccupe à bon droit, et qui vous
donne une si grande inquiétude pour l'avenir.

Tout d'abord, je dois vous rassurer à l'égard de cette maladie du phylloxéra, attendu que jusqu'alors on a pris l'effet pour la cause, erreur grave
à tous les points de vue, erreur qui a jeté le trouble dans l'esprit des
savants et des chercheurs les plus autorisés.

Néanmoins, on commence dans les hautes sphères, à revenir de cette
erreur. Déjà M. Pasteur, président de la commission supérieure du phylloxéra, est absolument convaincu de cette nouvelle manière de voir, et de
la direction nouvelle à imprimer aux recherches pour combattre la maladie
avec succès.

En parlant des maladies transmissibles, des ferments organiques, le célèbre chimiste engage à employer des moyens thérapeutiques nouveaux,
c'est alors que, par une même étude du choléra, il a perdu confiance dans
les procédés subventionnés, le sulfure de carbone, en particulier, et en
revient à dire qu'on doit toujours s'enquérir de la cause première du fléau.

Ailleurs, le dernier congrès du phylloxéra, à Turin (Italie), du 29 octobre,
a terminé ses travaux, par cet ordre du jour : « Le congrès, ayant eu con-
» naissance des études spéciales faites par le gouvernement italien, pour
» trouver un système sûr et pratique de désinfection des vignes, *sans les*
» *endommager*, y applaudit et engage les autres gouvernements à imiter
» cet exemple. »

Eh bien, Messieurs, les moyens thérapeutiques nouveaux dont parle
M. Pasteur, ainsi que le système désinfectant, sûr et pratique, qu'indique
le congrès de Turin, sont classés depuis longtemps dans mon programme :
« Les assises du phylloxéra » programme que j'ai mis à votre disposition et que vous avez pu lire, ou que vous pourrez lire, si bon vous semble, à la suite de mes tableaux-vignes, qui ont été disposés dans cette
salle, pour la réunion et les besoins de la cause.

Avec ma découverte, le *naphtate potassique*, composé exclusivement de
matières minérales, privant, tout à la fois, comme l'indiquent mes circulaires

le terrible insecte et de température et de nourriture, j'ose affirmer devant vous, haut la main, que les ravages du puceron, n'iront pas plus loin, dans la Côte-d'Or, si vous l'employez dès maintenant à enrayer les foyers d'infection, et que vous ne perdrez plus un seul pied de vigne. Mais il n'y a pas de temps à perdre, l'ennemi est dans la place, il faut l'en déloger absolument, car c'est une question de vie ou de mort pour la vigne, et à court terme, le loup est dans la bergerie prêt à achever l'œuvre de destruction ; ne restez pas dans une fausse sécurité, il y va non-seulement de votre intérêt, mais de l'intérêt du pays tout entier.

Il faut prêcher d'exemple, et au plus vite mettre la main à l'œuvre ; il est toujours des accomodements avec le ciel, dit-on, eh bien admettez un instant que le puceron de la vigne n'est que l'effet de la maladie, comme l'a soutenu si vertement avec moi, dès le début, Raspail, d'heureuse mémoire ; que l'insecte est le résultat de la fermentation de la sève (le sang, la sève jouent le même rôle, l'un dans le règne animal, l'autre dans le règne végétal), il me suffira de vous démontrer les causes qui se rattachent à cette redoutable maladie ; et de suite, vous le voyez, je suis d'accord avec Pasteur et avec Raspail, qui ne sont pas les premiers venus et qui font, au contraire, autorité dans la science.

Le conférencier ayant en main un cep de vigne, venant d'être arraché (extrait du sol), le présente aux regards de tous, comme n'ayant pas de racines ; qu'elle soit phylloxérée ou non, dit-il, la vigne manque généralement de racines, et pourtant, c'est une des premières conditions d'existence ; le manque de racines compromet l'équilibre du végétal, et je dois insister sur ce point en abordant le premier de mon programme, car les racines font cause commune avec la terre.

Si on avait rendu à la terre un équivalent de sa dépense en ce qui concerne la vigne, il est certain qu'elle aurait continué à soutenir le précieux arbuste, puisque la terre n'est qu'un manchon ; elle remplit l'office d'une bourse, dans laquelle la ménagère a pris chaque jour quelque chose, sans y rien remettre, en sorte qu'elle se trouve vide, à un moment donné. Car, notez-le bien, ce ne sont pas les engrais d'étables ni végéto-animal, l'expérience en est faite, qui arrêteront les progrès du mal, ces engrais ont plutôt servi d'éléments de propagation.

On est d'accord que chaque plante emprunte à la terre ses éléments constitutifs, mais il faut pour cela que la terre les renferme en quantité suffisante et déterminée d'une façon spéciale, suivant le sol, la plante ; c'est ainsi que donner de la viande pour nourriture à un bœuf par exemple, il n'en voudra pas et jeûnera à côté, et que donner du foin à un lion, il fera de même.

Et ce qui peut mieux nous instruire, pour le générateur de la vigne, c'est que, si on écrase sous la dent un pépin de raisin, on le trouve amer, et qu'au contraire le grain de blé est doux, deux extrêmes qui ne peuvent s'accomoder du même élément.

Dès 1871, j'étais fixé sur le meilleur engrais de la vigne, parce que j'avais pris pour bases de mes recherches le pépin de raisin, et la composition chimique du vin.

J'avais fouillé dans le 3e règne, le règne minéral ; de là m'est venue, à force d'expériences, dans tous les pays vignobles, la conviction qu'on peut sauver la vigne du désastre, surtout en notre climat favorable sur les 3/4 de son étendue.

Aussi bien, partout, les preuves abondent de l'efficacité de mon traitement, là où j'ai travaillé contre le phylloxéra.

Il faut donc donner à la terre un engrais spécial pour la vigne, si on veut qu'elle résiste, et cet engrais ne peut être complet que dans la combinaison de matières minérales, et je puis citer à témoin de ce que j'avance, un rapport de M. Fœx, directeur de l'école d'agriculture de Montpellier, en 1884, qui exclut même le fumier de mouton, réputé pour le plus actif des engrais, s'appuyant sur ce fait que la larve de l'insecte n'est pas anéantie par cela même qu'elle est passée dans l'estomac de l'animal ; il en est de même pour la reproduction des œufs de petits poissons, absorbés et digérés dans l'estomac par les plus gros. La larve restée intacte dans le fumier, dont la chaleur prépare l'éclosion, et en cela le directeur de l'école n'a fait que confirmer mes données sur la propagation de l'insecte.

J'ai passé trois années à Montpellier, au milieu de tous les professeurs d'agriculture et des délégués de la commission départementale d'étude et de vigilance contre le phylloxéra, en leur criant gare, prouvant chaque fois qu'ils travaillaient dans l'ombre, comme à plaisir, dans cette grave question de la maladie de la vigne, et que c'était le cas de dire qu'ils appliquaient sans cesse un cautère sur une jambe de bois.

Cette année encore dans son rapport à la session annuelle de la commission supérieure du phylloxéra, le directeur au ministère de l'agriculture (M. Tisserand) expose que :

« La même incertitude règne toujours relativement au mode réel de trans-
» mission du mal dont l'invasion continue à s'effectuer, et il ajoute que par
» esprit de parti, on n'a pas vulgarisé au sein des commissions phylloxéri-
» ques tous les moyens propres à triompher du phylloxéra, les preuves en
» sont manifestes relativement à son procédé.

Non, messieurs, répète-t-il, cette incertitude, je ne la partage pas, je ne l'ai jamais partagée un instant ; et je tiens essentiellement à ce que dans cette séance même, elle disparaisse complètement de votre esprit.

Passant à la partie pratique, M. Mallet reprend le cep de vigne, qui vient d'être arraché et fait remarquer qu'il est dans des conditions anormales. En effet, non-seulement il est sans racine, mais la partie inférieure de la tige est atrophiée ; elle a moins de grosseur en bas qu'en haut, c'est-à-dire tout le contraire de ce qui doit exister.

Il en explique ainsi les causes, la vigne n'a pas d'écorce, comme les autres arbres à fruits, pommier, poirier, prunier, cerisier. En cela elle est plus asujettie aux influences atmosphériques, les insolations, qui provo-quent des retours de sève, des extravasions, comme les coups de gomme qui font périr le pêcher

Ces exudations donnent naissance à des moisissures (mycélium) ou pour-ridié, à des insectes qui infectent le sol, d'où il suit que les racines succom-bent sous le nombre de parasites.

Pour remédier à ces accidents du végétal, à cette infection du sol, il indique qu'avec 48 kilog. de naphtate potassique à l'ouvrée (4 ares 28), en moyenne 1000 kilog à l'hectare en l'employant d'après ses instructions, comme on le verra ci-après, et pour peu que la vigne ait donné ou conser-vé de la végétation extérieurement, de nouvelles racines *saines* ne tar-dent pas à se développer et la vigne sera sauvée, le point important est d'obtenir de nouvelles racines pour régénérer la vigne.

L'application est des plus simples :

Après un léger déchaussement, on lance à mains ouverte, à travers la partie inférieure du trou, 100 grammes de cette insecticide, en sorte que l'épandage au collet de la souche soit aussi régulier que possible, puis on ramène avec la picole ou la houe à main, assez de terre pour former autour du trou, un ados d'environ 12 à 15 centimètres de hauteur, afin d'exciter le développement du gaz acide carbonique que renferme le naphtate.

L'inventeur indique, dans ses circulaires, que son procédé asphyxie le puceron en le privant tout à la fois de nourriture et de température, ses moyens thérapeutiques l'empêchent de naître, tous les éléments de son procédé se complètent l'un par l'autre.

Pour conclure, le conférencier s'autorise d'expériences faites au Clos-Vougeot, et dans le vignoble de Chambolle-Musigny, pour engager les intéressés à se rendre compte de l'efficacité de son procédé, et dit qu'il se tient, en outre à leur disposition, aux jours et heures qui lui seraient désignés à l'avance.

Il est à remarquer que personne n'a mis en suspicion les paroles du conférencier, ce qui est vraiment surprenant par le temps qui court, et même à l'issue de sa séance, un certain nombre de propriétaires vignerons ont fait leur commande afin d'expérimenter de suite.

Disons encore à l'avantage de M. Mallet-Chevallier qu'il se propose de donner suite à ses conférences sur le phylloxéra en Bourgogne d'abord, partout où il serait appelé cette année.

CORRESPONDANCE

Bar-le-Duc, 24 février 1877.

Monsieur le directeur du *Journal la Vigne, et de l'Agriculture*, à Paris.

Le 12 février dernier, M. Gustave Claudin, rédacteur du journal *la petite Presse*, dans un article fantaisiste et humoristique sur la maladie de la vigne, demandait pour combattre le phylloxéra, un autre *Charles Martel*, dans l'acception du mot.

J'avais pensé lui être agréable en lui indiquant pour le rassurer, un viticulteur connu qui a fait ses preuves dans le Midi en plein foyer d'infection et j'avais tout lout lieu de croire qu'il donnerait suite à ma réponse dans l'un des plus prochains numéros de son journal.

Il paraîtrait que M. G. Claudin, n'a pas pris au sérieux mon article, puisque depuis lors la *Petite Presse* a gardé le silence, Permettez-moi d'avoir recours à l'impartialité de votre précieux journal, Je vous serais bien obligé, Monsieur le rédacteur, de vouloir bien réserver à mon article une place dans ses colonnes

Agréez, etc.

WEBER.

LA QUESTION DU PHYLLOXÉRA

Monsieur le directeur de la *Petite Presse* à Paris.

J'ai lu par occasion, dans votre estimable journal, numéro du 12 courant, l'article de M. Gustave Claudin, intitulé : Les vignes demandent leur Charles Martel.

Je vous prierai, Monsieur le directeur, vu l'importance que votre feuille attache à cette grave question du phylloxéra, de vouloir bien insérer ma réponse à M. Claudin ; car, le Charles Martel, dans l'acception du mot, qu'il demande pour anéantir le puceron envahisseur des vignes, est tout trouvé et je me plais à le lui faire connaître en quelques lignes.

Il habite Bar-le-Duc et se nomme Mallet-Chevallier ; il est auteur de nombreuses publications sur la maladie de la vigne et notamment d'une brochure : *Le commencement et la fin du phylloxéra*, dédiée à l'Assemblée nationale en juin 1875.

Ce viticulteur émérite a consacré son temps et sa fortune en recherches propres à améliorer la viticulture ainsi que l'agriculture. Après de longues et laborieuses recherches, cet infatigable vulgarisateur est arrivé à la découverte d'un engrais insecticide, composé entièrement de matières minérales, lequel délruit les moisissures du sol, les champignons miscroscopiques et toutes ces myriades d'animalcules et d'insectes qui s'attaquent aux plantes et aux végétaux.

Selon ce vaillant champion de la viticulture, la moisissure, pour si peu qu'elle existe et qu'on la constate quelque part est un commencement de désorganisation ; et non-seulement elle compromet la vigne en général aujourd'hui, mais elle compromet encore toutes les autres productions du sol.

Au début, la vigne a primordialement à lutter contre deux sortes de maladies; l'une qui attaque intérieurement le système radiculaire et qui n'est pas la moins redoutable; c'est la moisissure et le puceron. L'autre agit intérieurement et consiste dans le manque de précaution que l'on a eu de ne pas exciter en temps opportun, le développement des sous-œils. Ici, mère nature a pourvu à tous les besoins du végétal, aussi une vigne malade ne donne-t-elle plus de sous-œils; dans tous les cas, le manque de sous-œils est la cause de la dégénérescence de la vigne; il faut donc compter de plus près avec les lois naturelles de la physiologie végétale.

Pour la taille aussi, j'aurais bien quelques écarts à signaler, mais je ne dois pas empiéter sur le domaine du maître.

Dans la maladie de la vigne atteinte du phylloxéra, on ne s'est occupé que des effets et non de la cause, il faudra bon gré mal gré pour réussir, faire passer toute la couche de terre végétale par une sorte de lessive à vapeur, comme on ferait du linge d'un galeux pour lui rendre sa netteté primitive.

De tous les procédés préconisés jusqu'alors, vous ne l'ignorez pas, il n'en est aucun qui puisse être utilisé avantageusement, l'un a l'inconvénient d'être trop coûteux, l'autre de détruire la vigne en même temps que le puceron, heureux encore, quand l'ouvrier qui met en œuvre ces ingrédients, n'en est pas la première victime.

Les soldats français ont été conduits à la rencontre des Sarrazins par leur vaillant chef Charles Martel, armés de framées, de franacisques, et de javelines; M. Mallet-Chevallier, demande, et avec connaissance de cause, indépendamment d'une armée de travailleurs munis de son outillage, mais d'un outillage spécial, pour fabriquer et placer en terre son produit pour la destruction du phylloxéra, un ministère de la viticulture, l'organisation de comices viticoles, et jusque dans les plus petites campagnes des prud'hommes vignerons, sans parler du concours du sexe féminin qui est devenu indispensable pour résoudre le grand problème.

C'est au gouvernement d'aviser promptement, s'il tient à conjurer de plus grands désastres; M. Mallet-Chevallier, je le sais, souventes fois s'en est expliqué.

Le procédé de M. Mallet-Chevallier qui se traduit du reste par des faits irréfutables, a cet avantage immense d'être le plus pratique et le moins coûteux de tous (150 francs par hectare en moyenne) et de pouvoir être employé à toutes les saisons de l'année comme par toutes les intelligences et toutes les forces et soit qu'on l'emploie ponctuellement à titre d'essai, le mal est immédiatement enrayé; somme toute c'est du travail raisonné rien de plus naturel, je le tiens pour certain.

Dans un intérêt général, veuillez je vous prie, Monsieur le Directeur, insérer à la suite de ma courte réponse à M. G. Claudin, le prospectus ci-inclus de la maison Mallet-Chevallier, etc., comme venant d'une manière heureuse à l'appui de ma lettre.

Agréez, etc.

J. WEBER
14, rue Lapique, à Bar-le-Duc (Meuss).

CONCLUSIONS

Prenant en bonne part, l'accueil du Sénat, j'ai pris à tâche de lui soumettre, ce Recueil, ayant pour titre : *La Guérison de la Tuberculose de la Vigne*, autrement dit le Phylloxéra comme un supplément à mes premiers travaux viticoles, et aussi, comme un avant-goût de ma prochaine brochure à l'état de manuscrit, *Le Phylloxéra devant la Nation*.

Le Rapport de la Commission, en signalant aux jurés spéciaux d'agriculture, l'utilité de mes brochures, me permet de mettre à jour du moins, pour les publicistes et les novateurs, qu'avant l'Exposition Universelle de 1889, à Paris, la Maison de Librairie, Hachette et C^{io} avait consenti à la mise en vente de mes brochures, d'abord pour 120 exemplaires, dans les gares de chemin de fer, dont elle a seule le monopole, bien qu'arbitrairement, et cela, moyennant 40 0/0 de remise. Lorsque, tout à coup et probablement, par un ordre venu d'en Haut, une lettre de l'Exploitation venant du Directeur, me fit savoir, que n'étant pas de vente (au milieu de Romans plus recherchés, sans doute) la Maison les avait retirées et, qu'elle les tenait à ma disposition, contre débours.

Depuis longtemps, je passe pour l'adversaire bien connu des négociants en vins, même de grands propriétaires de vignobles, qui sont les ennemis de la production, et qu'il ne faut pas confondre avec les vignerons qui cultivent péniblement leurs terrains, mais du côté de la Librairie, j'étais loin de m'attendre à pareil résultat : mais, puisqu'on m'a mis sur la sellette, je dois y exprimer mon opinion sur les commissions d'étude et de vigilance phylloxériques, et bien ! j'affirme qu'à moins de chinoiseries de leur part, elles ne connaissent ni le premier mot de cette maladie, ni le premier mot du remède, en bloc, le gaspillage, une première édition du Panama et comment veut-on que les découvertes utiles soient mises à profit, lorsqu'aucune institution, aucune réforme ne vient en aide pour sortir des choses dans lequel se trouve la viticulture.

Le travail, soutenu par le vin, devient moins pénible, moins fatiguant pour l'ouvrier ; et qui sait, si la persistance des grèves n'est pas la conséquence du manque de récoltes et plus spécialement du vin naturel.

A bon entendeur salut.

M. C.

Lettre à Monsieur le Ministre de l'Agriculture, à Paris [1]

Dans le cours de mes relations avec vos prédécesseurs, concernant la maladie de la vigne caractérisée par le phylloxéra, j'ai réclamé la création d'un Crédit Agricole Mobilier par l'Etat pour aller au devant de la ruine des campagnes, chez lesquels la vigueur et l'entrain ont fait place à l'inertie, au découragement, ruine qui s'accentue chaque jour davantage, et qui aboutirait infailliblement à la famine, pour peu que ça dure encore. Mais un projet de loi relatif au Crédit agricole Mobilier, est déposé depuis longtemps déjà au Parlement, en sorte qu'il appartient à un nouveau ministre de l'agriculture d'en provoquer la discussion immédiate ; il y aurait là une grande œuvre d'économie politique à réaliser.

Aussi bien prenant à témoin le langage plein de sollicitude de M. Recipon, député des Alpes-Maritimes, président de la société d'encouragement à l'Agriculture, lorsqu'il dit : « Nous appuyant avant tout sur la science pour faire progresser l'Agriculture, nous sommes les représentants de la petite et de la moyenne culture, c'est cette démocratie agricole que nous voulons pousser dans la voie du progrès, nous disons : »

Il n'y a pas à hésiter un seul instant, Monsieur le Ministre, c'est à vous de prendre l'initiative de ce projet de Crédit Agricole Mobilier, tant désiré, afin de ramener dix à douze millions de bras qui s'atrophient faute de direction et de travail, et c'est ainsi qu'en vous mettant à la hauteur de votre collègue et compatriote des Vosges, le Ministre de l'Instruction publique, président du Conseil, vous abattrez les derniers remparts de la féodalité, l'ignorance et la misère.

A votre estimable prédécesseur, M. de Mahy, j'avais avancé que, pour triompher de la situation, il fallait prendre le taureau par les cornes, modifier les commissions phylloxériques qui depuis douze ans piétinent sur place et j'ai eu la naïveté de croire un moment, qu'il aurait la main assez forte pour rompre ces faisceaux ; il n'en a rien fait, c'est dommage, c'est pousser la déférence trop loin ! ! !

Mais autres temps autre mœurs, dit-on, et réellement un Ministre de l'Agriculture ne peut être subordonné plus longtemps à leurs fantaisies qui énervent la France, en voyant M. Planchon (entomologiste distingué, soit, mais pas le moins du monde viticulteur,) en Amérique, pour y étudier l'histoire de France (l'histoire de la vigne) le tempérament d'un ministre doit se mesurer maintenant d'une toute autre façon ; laissons pour le moment ces missions scientifiques pour nous occuper du pavé des vaches, vulgairement parlant, qui offre beaucoup plus de solidité.

Ceci dit, j'en reviens à mon objectif :

J'ai pris soin, Monsieur le Ministre, à la suite d'expériences et d'observations sur place, d'établir un Atlas Vigne, pour rompre un jour avec la routine, et pouvoir enfin nettoyer les étables d'Augias, il n'y a plus à s'y tromper en présence des vingt tableaux, sujets d'études, types grandeur naturelle. On peut généralement se rendre maître des diverses maladies de la vigne, et je le dis sans vanité, c'est au moyen de mon Atlas Vigne que l'on ramènera les plus sceptiques au goût de la culture ; l'instruction viticole sans être l'ancre de salut doit néanmoins servir de base à tous ceux qui collaborent, et s'intéressent à l'existence de la vigne.

En outre, comme découverte je puis offrir une combinaison d'éléments minéraux, que je n'hésite pas à vous indiquer ici, certain qu'elle sera respectée et approuvé, comme la dominante en viticulture, j'en ai les mains pleines de preuves, et il serait téméraire de chercher ailleurs, croyez-le Monsieur le Ministre. Ce n'est pas un mystère j'en conviens, mais si je

[1] M. Méline Députés des Vosges.

n'en fais pas la révélation, il est probable que les phylloxéristes, si nombreux, ne parviendraient pas à sauver la vigne et qu'en suite, on doit m'accorder le mérite d'avoir moi-même établi la chaudière pour en préparer l'amalgame accessible à tous.

Le produit concentré, renferme huit éléments divers dans lesquels l'hydrogène, l'oxygène, le carbone, l'azote et l'acide phosphorique sont harmonisés, sous le nom de potasse et soude, résine, oxyde de fer, carbonate ammoniac, les goudrons, chaux hydraulique naturelle renfermant 35 à 40 0/0 d'acide carbonique, pralinés de manière à asphyxier le phylloxéra, en le privant tout à la fois et de nourriture et de température, comme les autres insectes nuisibles à la vigne. Nul doute qu'aussitôt son application dans le sol, la vermine ne disparaisse ; du reste ce que j'avance peut se vérifier en tout temps.

Notez bien, Monsieur le Ministre, que ce n'est que par le travail raisonné, travail faisant produire le sol, que l'on pourra réparer les désastres, et c'est en vous concertant avec le Président du conseil qui déjà a fait ses preuves, que vous pouvez sortir la viticulture de ce chaos et la rendre bientôt prospère.

A l'invasion prussienne a succédé l'invasion phylloxérique, mais plus dangereuse dans ses conséquences, et il nous importe de réagir pour ne pas laisser tomber dans l'abrutissement l'élite de la nation, les travailleurs du sol, et en particulier le vigneron.

Aussi désormais toutes les attributions des commissions de vigilance doivent être confiées, *aux conseils municipaux*, ou à des syndicats populaires, car tout se résume aux quatres points suivants :

1° Crédit Agricole Mobilier par l'Etat, à titre de régénération sociale :

2° Atlas vigne, devant répandre l'instruction viticole dans les deux sexes, depuis les plus jeunes des adultes jusqu'aux vieillards, alors qu'il faut faire flèche de tout bois ;

3° La Dominante en viticulture, montant et allant droit à la culture intensive.

4° Colonies viticoles, pour y préparer une armée de travailleurs. Je dis qu'avec ces quatre points d'exécutions reliés ensemble, la France peut préparer des greniers d'abondance, au lieu de prisons, et défier toute concurrence étrangère ; mais le tout réuni, sinon il ne faut plus compter sur les vignes à venir, et à de rares exceptions, les raisins seront des phénomènes dans le plus grand nombre de localités des productions.

Je ne vais pas plus loin, ce serait disserter en vain, mais que Monsieur le Ministre veuille bien croire à mon patriotique dévouement, et c'est dans cet espoir d'être compris que j'ose me dire, l'un de ses zélés voisins de la Meuse, déplacé tout exprès pour la cause de la vigne, et surtout ce qui m'en coûte de m'être déplacé.

MALLET-CHEVALLIER,
viticulteur

Nimes, ce 28 mars 1883.

TABLE DES MATIÈRES

GUÉRISON

DE LA

TUBERCULOSE DE LA VIGNE

—⁂—

Type de Vigne du Bas-Languedoc au Mas de Las-Sorrès

MONTPELLIER, JUILLET 1873

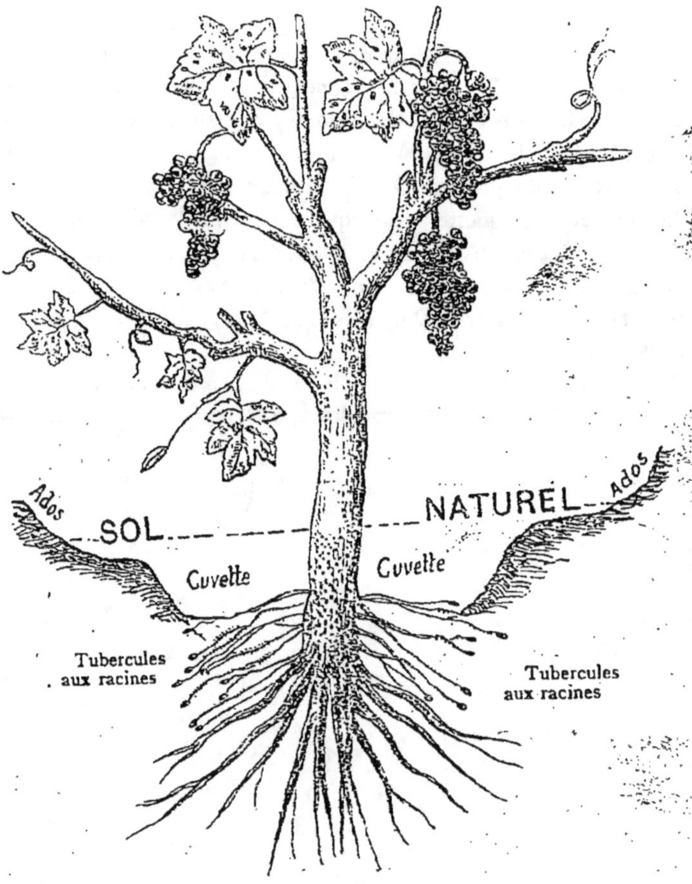

Voir **Légende** d'autre part, pour le traitement de la
Tuberculose, autrement dit le Phylloxera.

www.ingramcontent.com/pod-product-compliance
Lightning Source LLC
LaVergne TN
LVHW020447060726
842525LV00005B/1585